基础护理学实训学习指导

JICHU HULIXUE SHIXUN XUEXI ZHIDAO

主　编　隋国辉

副主编　黄　琳　张　翼　蔡山彤
　　　　黄莉莎　杜吉利　范之维

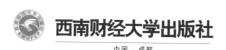

西南财经大学出版社

中国·成都

图书在版编目(CIP)数据

基础护理学实训学习指导/隋国辉主编.—成都:西南财经大学出版社,
2020.11(2022.8 重印)
ISBN 978-7-5504-4605-2

Ⅰ.①基… Ⅱ.①隋… Ⅲ.①护理学—医学院校—教学参考资料
Ⅳ.①R47

中国版本图书馆 CIP 数据核字(2020)第 202775 号

基础护理学实训学习指导

主　编　隋国辉
副主编　黄　琳　张　翼　蔡山彤　黄莉莎　杜吉利　范之维

责任编辑:金欣蕾
封面设计:杨红鹰　张姗姗
责任印制:朱曼丽

出版发行	西南财经大学出版社(四川省成都市光华村街55号)
网　　址	http://cbs.swufe.edu.cn
电子邮件	bookcj@swufe.edu.cn
邮政编码	610074
电　　话	028-87353785
照　　排	四川胜翔数码印务设计有限公司
印　　刷	郫县犀浦印刷厂
成品尺寸	185mm×260mm
印　　张	9.5
字　　数	205 千字
版　　次	2020 年 11 月第 1 版
印　　次	2022 年 8 月第 3 次印刷
印　　数	5001— 9200 册
书　　号	ISBN 978-7-5504-4605-2
定　　价	28.00 元

基础护理学实训学习指导
编委会

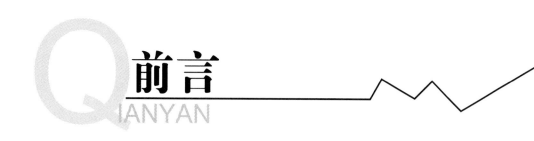

前言

QIANYAN

护理学是一门实践性很强的应用性学科，护理技能操作是护理工作的基础，是临床实施护理措施的根本和保证。对护理学专业学生进行护理技能培训是教学过程的一个重要组成部分，是培养学生综合能力的重要环节。为保障护理技能操作的教学质量，培养热爱护理事业，具有良好职业素养、扎实专业知识和扎实实践技能，适应各级医疗卫生单位、养老机构的临床护理、社区护理、老年护理及卫生保健等工作的专业技能型人才，我们按照护理程序，编写了这本《基础护理学实训学习指导》。

本书共分为两大部分。第一部分涵盖了护理人员必须掌握的 29 项护理技能操作，每项操作包括目的、操作流程、注意事项、评价。第二部分为 14 项重点操作的评分标准。全书着重于启发学生对临床护理问题的思考，培养学生分析问题、解决问题的能力。

我们的目标是让学生通过实训练习掌握各项基础护理操作技能，重视学生实际操作能力的培养，引导学生明确岗位要求，培养学生的职业能力，引导学生掌握护理的基础理论、基本知识和基本技能。本书适用于各层次护理、护理学专业学生。

本书在编写过程中，力求内容简明、步骤清晰、贴近实际，但限于编写能力和时间，难免有遗漏和不足，恳请使用本教材的读者给予批评指正。

编者

2020 年 6 月

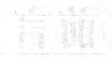

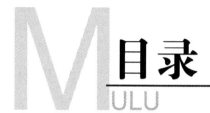

目录

第一部分　实训指导

第二部分　评分标准

第一部分

实训指导

实训一 铺备用床法

【目的】

1. 掌握铺备用床的用物横折法的叠法、放法。
2. 掌握备用床的铺法。
3. 了解如何使床单位整齐。

【评估】

1. 周围环境清洁，光线充足，通风良好。
2. 病室内是否无人进餐。

【准备】

1. 护士准备：衣帽整洁，洗手，戴口罩。
2. 环境准备：病室清洁、通风。
3. 用物准备见表1-1。

表1-1 用物准备

用物	数量	用物	数量
（1）治疗车	1辆	（7）大单	1张
（2）床	1张	（8）被套	1个
（3）床垫	1个	（9）枕套	1个
（4）床褥	1个	（10）床旁桌	1张
（5）棉胎	1个	（11）床旁椅	1把
（6）枕芯	1个		

【步骤】

1. 用物横折法的叠法及相应放法。
（1）被褥。
叠法：护士从床尾拉起S形三折于床头，再从对侧向近侧对折。

放法：护士站在床右侧，将被褥放在近侧床头位置，令被褥整边对齐床纵中线、被褥单层边对齐床头。

（2）大单。

叠法：大单正面向上，两个护士分别持大单两长边，并将短边对折两次，使大单横中线始终在床右侧护士的右手上；两个护士分别向中间对折大单。

放法：护士位于床右侧，将叠好的大单放置于床的第一象限，使大单的最大整边对齐床纵中线、大单的单层散边对齐床横中线。

（3）被套。

叠法：被套正面向上，两个护士分别持被套两长边，并将短边对折两次，使被套封口端始终在最下层；两个护士分别向中间对折被套。

放法：护士位于床右侧，将叠好的被套放置于床的第一象限，使被套的最大整边对齐床纵中线、被套系带的一边平齐床头。

（4）棉胎。

叠法：护士从两侧向中间将棉胎折为三层（近侧在下），从床头拉起S形三折于床尾。

放法：护士站在床左侧，让棉胎的单层散边在上，并将其朝床头放置。

2. 铺备用床的步骤。

（1）用物检查。

护士应备齐用物，按取用顺序（由下至上依次为枕头、枕套、棉胎、被套、大单、被褥）将物品放于治疗车上，并推车至床旁。

（2）移开桌椅。

护士应移开床旁桌，距床约20 cm；移床旁椅至床尾正中，距床约15 cm，并将用物放于椅上。

（3）检查床垫或者根据需要翻转床垫。

（4）铺被褥。

护士站在床右侧，将被褥放在近侧床头处，使被褥整边对齐床纵中线、被褥单层边对齐床头。

（5）铺大单。

①护士应取大单放于床褥上，使大单的中线对齐床纵中线，并将大单分别向床头、床尾、近侧、对侧展开。

②护士应先铺近侧床头，用远离床头的手托起床垫一角，用靠近床头的手伸过床头中线将大单折入床垫下并按住床头角。

③护士应用远离床头的手将距床头30 cm处大单边缘提起，使大单侧看呈等边三角形；以床沿为界将三角形分为上下两个部分，先将上半部分置于床上、下半部分平整塞于床垫下，再将上半部分向下翻并将其平整塞于床垫下。

④护士移至床尾，用相同的方法铺床尾。

⑤护士移至床中间，两手下拉大单中部边缘，将多余大单塞于床垫下。

⑥护士转至床对侧，用相同方法铺好对侧大单。

（6）铺被套。

①护士将被套整边对齐床纵中线、被套系带的一边齐床头，并将被套放于大单上；向床尾逐层打开被套，在床尾轻轻拉平被套，将被套尾部开口端的上层打开至1/3处。

②护士将S形折叠的棉胎放于被套尾端开口处，使棉胎底边与被套开口边平齐；拉棉胎上缘中部至被套封口处，对好两个上角，将竖折的棉胎依次向两边展开；按先对侧后近侧的原则展开棉胎，并将其平铺于被套内。

③护士移至床尾中间，依次逐层拉平被套下层底边、棉胎底边、被套上层底边，将被套连同棉胎尾端上折约15 cm，系好被套尾端开口处系带。

④护士分别将盖被两侧边缘向内折叠至与床沿平齐，并将尾端压于床垫下。

（7）铺枕头。

护士于床尾处或护理车上套枕套，充实枕头四角，整理枕头，并将枕头横放于床头。枕套开口处应背门。

（8）护士移回床旁桌椅，保持床单位整洁美观。

（9）护士整理用物，洗手。

【注意事项】

1. 在铺床前，护士应备好用物，检查病床；在患者进食或做治疗时，护士应停止铺床。

2. 在铺床时，护士为节力应注意以下细节：能升降的床，应将床调整到适当高度，以免腰部过度弯曲；身体靠近床边，上身保持直立，两膝稍屈，两脚分开，确保身体平稳；使用肘部力量，动作平稳、连续。

3. 为避免多余走动，护士应先铺床头、后铺床尾、再铺中部，铺好一侧、再铺另一侧。

4. 为避免微生物传播，护士的动作应轻而稳，避免抖动、拍打床褥和被褥。

5. 为保证病房整洁和患者舒适，铺好的床应符合平整、紧扎、美观的原则。

【评价】

1. 手法正确，操作熟练，操作省时、节力，无多余动作。

2. 大单与床的横、纵中线对齐，四角平整、紧扎。

3. 枕头平整、充实，开口背门或向下。

4. 床单元整洁、美观。

5. 时间不超过8分钟。

【图示】

铺备用床的用物准备如图 1-1 所示，备用床的折角分别如图 1-2 和图 1-3 所示，备用床如图 1-4 所示。

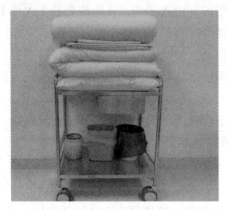

图 1-1　铺备用床的用物准备

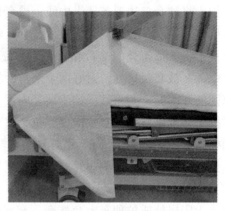

图 1-2　备用床的折角（一）

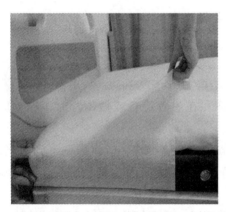

图 1-3　备用床的折角（二）

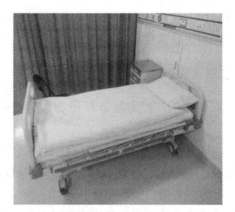

图 1-4　备用床

实训二　铺暂空床法

【目的】

1. 掌握铺暂空床的用物竖折法的叠法、放法。
2. 掌握滚筒式铺被套法。
3. 熟悉暂空床与备用床的区别。

【评估】

1. 病室内无人进餐，环境清洁，通风良好。
2. 住院患者是否可以暂时离床。

【准备】

1. 护士准备：衣帽整洁，洗手，戴口罩。
2. 环境准备：病室清洁、通风，且无人治疗或进餐；患者已安全离床。
3. 用物准备：同铺备用床的用物准备。

【步骤】

1. 用物竖折法的叠法和相应放法。
（1）被套。

叠法：被套正面向上，两个护士分别持被套两短边；以床头的人为准，先从左向右折叠被套，再从右向左折叠被套；两个护士分别向中间对折被套。

放法：护士位于床右侧，将叠好的被套放置于床的第一象限，使最大整边对齐床横中线、单层散边对齐床纵中线。

（2）大单。

叠法：大单正面向上，两个护士分别持大单两短边；以床头的人为准，先从左向右折叠大单，再从右向左折叠大单；护士先从床尾向床头折叠大单，再从床头向床尾折叠大单，最后从床头向床尾折叠大单。

放法：护士位于床右侧，将叠好的大单放置于床的第一象限，使两个单层散边分别对齐床横中线、床纵中线。

（3）其余用物的叠法和放法同铺备用床。

2. 铺暂空床的步骤。

（1）同铺备用床的步骤（1）到步骤（5）。

（2）滚筒式铺被套。

①护士将折叠好的被套整边对齐床纵中线，将系带平齐床头放于床左侧，逐层将床单展开并拉平至对侧和床尾。

②护士将折叠好的棉胎整边对齐床纵中线，将最外层单层边平齐床头放于床左侧，逐层将床单展开并拉平至对侧和床尾。

③护士将被套和棉胎的床头两角一起向上反折约 10 cm，提起被套和棉胎，并将它们一起从床头向床尾卷成滚筒状；卷至床尾时，翻出内层的被套棉胎，再固定床尾被套和棉胎逐渐向床头铺平。

④护士移至床头，将棉被拉至平齐床头，拉出床头被套内两角；移至床尾将下层被套、棉胎、上层被套依次逐层拉平整，系上系带。

⑤护士移至左侧床头，平齐左侧床沿内折左侧盖被；再移至左侧床尾，平齐床沿内折盖被成被筒状，将左侧床尾盖被平整压于床垫下；用相同方法折右侧被筒。

⑥护士将备用床的被盖三折于床尾。

（3）同铺备用床的步骤（7）到步骤（9）。

【注意事项】

同铺备用床法。

【评价】

同铺备用床法。

【图示】

铺暂空床的用物准备如图 2-1 所示，铺暂空床的折床头角如图 2-2 所示，滚筒式套被套如图 2-3 所示，暂空床如图 2-4 所示。

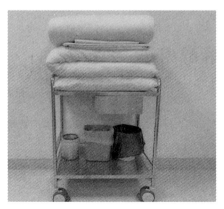

图 2-1 铺暂空床的用物准备

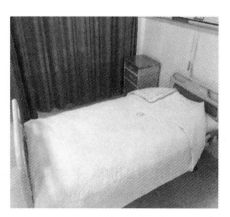

图 2-2 铺暂空床的折床头角

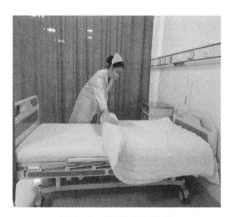

图 2-3 滚筒式套被套

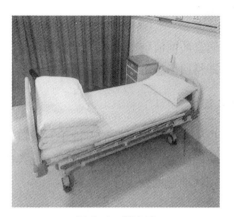

图 2-4 暂空床

实训三　铺麻醉床法

【目的】

1. 掌握麻醉床与备用床、暂空床的区别。
2. 熟悉麻醉护理盘的盘内用物。
3. 了解麻醉床的适用情境。

【评估】

1. 病室环境清洁、通风良好，无人进餐或治疗。
2. 即将回床患者的病情、术后状况。

【准备】

1. 护士准备：衣帽整洁，洗手，戴口罩。
2. 环境准备：病室清洁、通风，无人进餐或治疗。
3. 用物准备见表3-1。

表3-1　用物准备

用物	数量	用物	数量
（1）治疗车	1辆	②压舌板	1个
（2）床	1张	③通气导管	1个
（3）床垫	1个	④舌钳	1个
（4）床褥	1个	⑤牙垫	1个
（5）棉胎	1个	⑥治疗碗	1个
（6）枕芯	1个	⑦镊子	1把
（7）大单	1张	⑧吸氧导管	1个
（8）被套	1个	⑨吸痰管	1根
（9）枕套	1个	⑩纱布	1块
（10）床旁桌	1张	（17）血压计	1台
（11）床旁椅	1把	（18）听诊器	1个

表3-1(续)

用物	数量	用物	数量
(12) 床刷及床刷套	1套	(19) 护理记录单	1本
(13) 弯盘	1个	(20) 笔	1支
(14) 中单	2张	(21) 棉签	1包
(15) 橡胶单	2张	(22) 胶布	1卷
(16) 麻醉护理盘	1套	(23) 手电筒	1个
①开口器	1个		

【步骤】

1. 同铺备用床的步骤（1）到步骤（4）。

2. 铺单折角。

（1）护士取已折叠好的大单放于床的正中处，并将大单与床纵中线、床横中线分别对齐展开；按"先近侧后对侧、先床头后床尾"的原则铺角。

（2）护士移至床中间，用两只手下拉大单中部边缘，将其塞于床垫下。

（3）护士于床中部或床尾铺一张橡胶单、一张中单，将中单铺在橡胶单上，并将余下部分塞于床垫下。

（4）护士转至床对侧，用相同方法铺好大单、橡胶单和中单。

3. 铺好被套。

护士在左侧，将盖被向内折叠并使其与左侧床沿对齐，用相同方法折叠右侧被盖，再将床尾向内折并使其与床尾对齐，将盖被三折叠于背门一侧，开口向门。

4. 套枕套。

护士于床尾处或护理车上套枕套，填充枕头四角，整理好枕头并将其横放于床头。枕套开口处应背门。

5. 护士移回床旁桌，将床旁椅移至盖被折叠一侧的床边。椅面应朝向床头，椅背应平齐床尾。

6. 护士将麻醉护理盘放在床旁桌上，其余用物按需要放置。

7. 护士整理用物，洗手。

【注意事项】

同铺备用床法。

【评价】

同铺备用床法。

【图示】

铺麻醉床的用物准备如图 3-1 所示，铺中单如图 3-2 所示，麻醉床如图 3-3 所示，麻醉护理盘如图 3-4 所示。

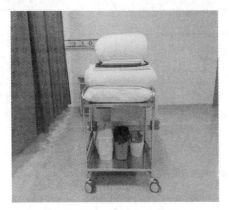

图 3-1　铺麻醉床的用物准备

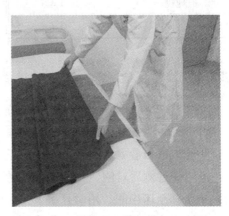

图 3-2　铺中单

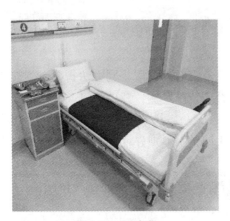

图 3-3　麻醉床

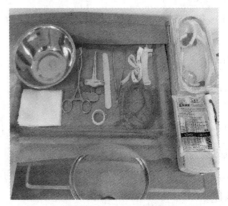

图 3-4　麻醉护理盘

实训四　搬运患者法

【目的】

1. 掌握用轮椅运送患者的操作方法。
2. 掌握用平车运送患者的操作方法。
3. 熟悉节力原则，避免职业损伤。
4. 了解搬运患者法的注意事项。

【评估】

1. 患者的病情、意识状态、体重、躯体活动能力。
2. 患者的损伤部位。
3. 轮椅、平车各部件的性能是否完好。
4. 室内外温度。

【准备】

1. 护士准备：衣帽整洁，修剪指甲，洗手，戴口罩。
2. 患者准备：患者了解搬运患者的方法、目的、注意事项及配合要点。
3. 环境准备：室温合适；移开障碍物，保证空间宽敞，利于操作。
4. 用物准备见表4-1。

表4-1　用物准备

用物	数量	用物	数量
（1）轮椅	1辆	（6）平车	1辆
（2）毛毯	1条	（7）布中单	1条
（3）别针	3个	（8）盖被	1套
（4）拖鞋	1双	（9）枕头	1个
（5）软枕	1个		

轮椅搬运法

【步骤】

1. 检查、核对、解释。

护士应检查轮椅性能，将轮椅推至患者床旁，核对患者的床号、姓名，向患者解释操作的目的和方法。

2. 放置轮椅。

护士使轮椅椅背与床尾平齐，椅面朝向床头，扳制动闸将轮椅制动，翻起脚踏板。（若用毛毯，护士应将毛毯平铺于轮椅。毛毯上端高过患者颈部15 cm左右。）

3. 患者上轮椅前的准备。

（1）护士撤掉盖被，扶患者坐起，协助其穿衣服。

（2）护士嘱咐患者以手掌撑在床面上，双足垂于床沿，维持坐姿。

（3）护士协助患者穿好鞋子。

4. 协助患者上轮椅。

（1）护士将双臂伸入患者肩下、双手环抱患者腰部，协助其下床。

护士协助患者转身，嘱咐患者用近轮椅侧的手抓住轮椅的把手、坐入轮椅中，并嘱咐患者尽量靠后坐。（若用毛毯，护士将毛毯上端围在患者颈部，用别针固定；将毛毯两侧围裹于患者双臂，用别针固定；再用毛毯余下部分围裹于患者的上身、下肢及双脚。）

（2）护士翻下足踏板，协助患者将双足踩于足踏板上。

（3）护士整理床单位，铺暂空床。

（4）护士观察患者，确定患者无不适后，松制动闸，推患者至目的地。

5. 协助患者下轮椅。

（1）护士将轮椅推至患者床旁，使轮椅椅背与床尾平齐，椅面朝向床头，扳制动闸将轮椅制动，翻起脚踏板。

（2）护士站在患者面前，两腿前后放置，屈膝，让患者双手放于其肩上，扶住患者腰部，协助患者站起、转身、坐回床沿（若用毛毯则解开毛毯上的别针、松开毛毯），脱去患者的外衣和鞋子。

（3）护士协助患者取舒适躺卧位，盖好被子；整理床单位。

6. 推轮椅至原处放置。

护士将轮椅推回原处放置，必要时做记录。

【健康指导】

1. 护士向患者及其家属说明轮椅使用的方法、注意事项等。

2. 护士解释搬运过程、配合要点及注意事项。

3. 护士告知患者在搬运过程中如有不适应及时向护理人员说明，防止发生意外。

【注意事项】

1. 护士使用前应检查轮椅性能，确保安全。

2. 护士根据室外温度适当为患者添加衣物，防止患者受凉。

3. 护士推轮椅速度应适宜，不可过快，并随时观察患者病情，以免患者病情发生变化。

【评价】

1. 患者安全，无不适感觉。

2. 护士操作规范，动作熟练、协调、省力。

3. 护患沟通良好，患者配合操作。

平车搬运法

【步骤】

1. 检查、核对、解释。

护士检查平车性能，将平车推至患者床旁，核对患者的床号、姓名，向患者解释操作的目的和方法；安置好患者身上的导管、输液管等。

2. 搬运患者。

（1）挪动法（适用于病情许可、能在床上配合的患者）。

①护士推平车至患者床旁，移开床旁桌椅，松开盖被，嘱咐患者自行移至床边。

②护士使平车紧靠床边、大轮靠近床头，扳制动闸使平车制动。

③护士协助患者按上身、臀部、下肢的顺序依次向平车挪动（自平车移回床上时，先助其移动下半身，再移动上半身）。

④护士协助患者在平车上躺好。

（2）单人搬运法（适用于上身能在床上活动，体重较轻者）。

①护士将床旁椅移至对侧床尾。

②护士推平车至床尾，并使平车头端与床尾呈钝角，将闸制动。

③护士松开盖被，协助患者穿好衣服。

④护士站于床边，两脚一前一后，稍屈膝，一臂自患者近侧腋下伸入对侧肩外侧，另一臂伸入患者臀下；让患者双臂交叉于其颈部，抱起患者。

⑤护士移步转向平车，将患者轻放于平车中央。

（3）两人搬运法（适用于病情较轻、体重较重者）。

①移床旁椅、放妥平车的方法与一人搬运法相同。

②搬运者甲、乙两人站在同侧床边，协助患者移至床边，嘱咐其将双手交叉置于胸腹部。

③甲一手臂托住患者头、颈、肩部，一手臂托住患者腰部；乙一手臂托住患者臀部，一手臂托住患者腘窝处。二人同时托起，使患者身体向他们倾斜，移步走向平车，将患者轻放于平车中央。

（4）三人搬运法（适用于病情较轻、但自己不能活动而体重又较重者）。

①移床旁椅、放妥平车的方法与一人搬运法相同。

②搬运者甲、乙、丙三人站在床边，将患者双手置于胸腹间，协助其移至床沿。

③甲一手臂托住患者头、颈、肩部，另一手臂置于患者胸背部；乙一手臂托住患者腰部，另一手臂置于患者臀下；丙一手臂托住患者膝部，另一手置于患者小腿处。

④三人同时托起患者，移步走向平车，将患者轻放于平车中央。

（5）四人搬运法（适用于颈椎、腰椎骨折患者或病情较重的患者）

①护士移开床旁桌椅，松开盖被，在患者腰、臀下铺帆布中单或布中单。

②护士将平车推至紧靠床边、大轮靠床头，并将闸制动。

③搬运者甲站于床头，托住患者的头、颈、肩部；乙站于床尾托住患者的两腿；丙、丁二人分别站于病床和平车两侧，紧紧抓住帆布中单或布中单四角；一人喊口令，四人同时抬起，将患者轻轻放于平车中央。

3. 盖好盖被。

护士盖好盖被，将盖被边沿部分向内折叠。

4. 整理。

护士整理床单位，铺暂空床。

5. 送患者去目的地。

【健康指导】

1. 护士向患者及其家属解释搬运的方法、注意事项等。

2. 护士告知患者在搬运过程中如有不适及时向护理人员说明，防止发生意外。

【注意事项】

1. 护士在搬运前应检查平车性能，确保安全。

2. 护士搬运患者时动作应轻而稳，协调一致，确保患者舒适、安全。

3. 注意节力原理的应用。

4. 推行时，推行者应站于患者头侧；车速适宜，上下坡时，患者头部应位于高处；如平车一端为小轮，则以大轮端为头端。

5. 观察病情，妥善安置患者。对于颅脑损伤、颌面部外伤及昏迷患者，护士应将患者的头偏向一侧。对于骨折患者，护士应固定好其骨折部位。有输液管和引流管时，护士应保持其通畅。

【评价】

1. 患者安全，无不适感觉。
2. 护士操作规范，动作熟练、协调、省力。
3. 运送患者时，护士应注意观察患者情况，有效地进行护患沟通，满足患者的身心需要。

【图示】

搬运患者的用物准备如图 4-1 所示，挪动法如图 4-2 所示，一人搬运如图 4-3 所示，二人搬运如图 4-4 所示，三人搬运如图 4-5 所示，四人搬运如图 4-6 所示。

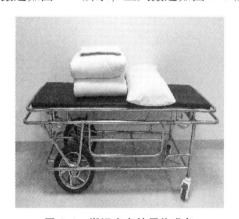

图 4-1　搬运患者的用物准备

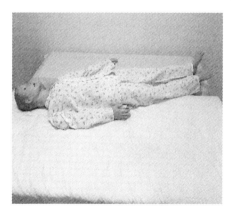

图 4-2　挪动法

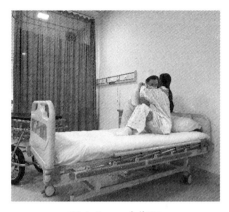

图 4-3　一人搬运

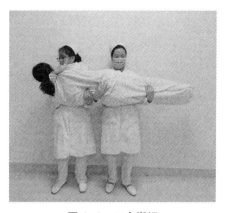

图 4-4　二人搬运

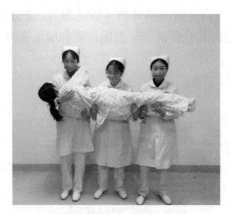

图 4-5　三人搬运

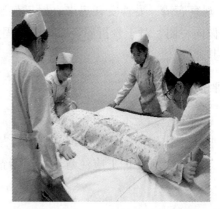

图 4-6　四人搬运

实训五 协助患者更换卧位法

【目的】

1. 掌握协助患者更换卧位的方法。

2. 了解协助患者更换卧位法的操作注意事项。

【评估】

1. 患者的年龄、体重、病情、治疗情况。

2. 患者的心理状态及合作程度。

【准备】

1. 护士准备：衣帽整洁，修剪指甲，洗手，视病情情况决定护士人数。

2. 患者准备：患者了解更换体位的目的、过程及配合要点。

3. 环境准备：根据病情准备好枕头等物品。

协助患者翻身侧卧

【步骤】

1. 检查、核对、解释。

护士核对患者床号、姓名并向患者及其家属解释翻身的必要性，以取得患者的配合。

2. 安置。

（1）护士妥当安置各种导管和输液装置，必要时将盖被折叠至床尾或一侧。

（2）患者仰卧，将两手放于腹部，两腿屈曲。

3. 翻身。

（1）一人协助翻身法：护士摇下近侧床栏，拉起对侧床栏；先将枕头移向对侧，然后将患者的肩部、腰部及臀部移向护士侧床沿，再将患者双下肢移近并使其屈膝；用一只手托患者的肩，用另一只手托患者的膝，轻轻将患者转向对侧。

（2）两人协助翻身法：两人站在床的同一侧，摇下近侧床栏，拉起对侧床栏；一人托住患者的颈肩部和腰部，另一人托住患者臀部和膝下部，两人同时将患者移向近侧；两人分别托扶患者的肩、腰、臀和膝等部位，轻轻将患者转向对侧，将枕头放于患者头下。

（3）护士协助患者取舒适的体位，盖好被子。

4. 舒适安全。

护士放回枕头，视病情需要摇起床头或支起靠背架，协助患者取舒适体位，整理床单位。

协助患者移向床头

【步骤】

1. 检查、核对、解释。

护士向患者及其家属解释操作的目的、过程和配合事项，以取得患者的合作。

2. 安置。

护士根据患者病情放平床头支架，将枕头横立于床头，并将各种导管和输液装置安放妥当，必要时将盖被折叠至床尾或一侧。

3. 协助患者移向床头。

（1）一人协助移向床头法：患者仰卧屈膝，双手抓住床头栏杆，双脚蹬床面；护士一手放于患者的肩部，一手放于患者臀部；护士抬起患者的同时，患者用脚蹬床面，挺身上移。

（2）二人协助移向床头法：患者仰卧屈膝；两人分别站在床的两侧，双手交叉托住患者的颈肩部和臀部，同时抬起患者移向床头；或者两人站同侧，一人托住患者的颈、肩及腰部，另一个人托住患者臀部和双下肢，两人同时将患者移向床头。

4. 舒适安全。

护士放回枕头，协助患者取舒适卧位，整理床单位。

【健康指导】

1. 护士向患者及其家属说明正确更换卧位对预防并发症的重要性。

2. 更换卧位前，护士根据目的的不同向患者及其家属介绍更换卧位的方法和注意事项。

3. 护士教会患者及其家属更换卧位或配合更换的正确方法。

【注意事项】

1. 护士应遵循节力原则。

2. 护士移动患者时动作应轻而稳，协调一致，不可拖拉，以免擦伤患者的皮肤。

3. 护士在帮患者翻身时应注意为患者保暖并防止其坠床。

4. 根据患者病情和皮肤受压情况，护士确定翻身间隔时间。

5. 若患者身上有各种导管或输液装置，护士应注意将导管安置妥当。在帮患者翻身后，护士应仔细检查导管是否有脱落、移位、扭曲、受压现象，以保持导管通畅。

【评价】

1. 患者安全，无不适感觉。
2. 护士操作规范，动作熟练、协调、省力。
3. 护患沟通良好，患者配合操作。

【图示】

协助患者更换卧位的用物准备如图 5-1 所示，一人协助患者翻身如图 5-2 所示，二人协助患者翻身如图 5-3 所示，一人协助患者移向床头如图 5-4 所示。

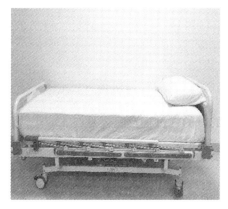

图 5-1　协助患者更换卧位的用物准备

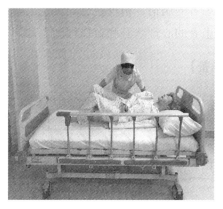

图 5-2　一人协助患者翻身

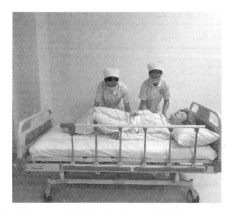

图 5-3　二人协助患者翻身

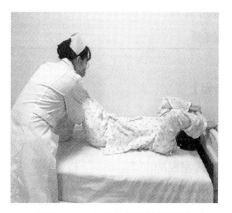

图 5-4　一人协助患者移向床头

实训六 保护具的使用

【目的】

1. 掌握床档、约束带的使用方法。
2. 了解保护具使用的注意事项。

【评估】

1. 患者的病情、精神状态。
2. 患者的心理状态和合作程度。

【准备】

1. 护士准备：衣帽整洁，修剪指甲，洗手。
2. 患者准备：患者及家属了解保护具使用的目的、过程及配合要点。
3. 环境准备：注意患者安全。
4. 用物准备见表 6-1。

表 6-1 用物准备

用物	数量	用物	数量
（1）棉垫	2 个	（3）肩部约束带	1 条
（2）宽绷带	1 条	（4）膝部约束带	1 条

【步骤】

1. 检查、核对、解释。

护士核对患者的床号、姓名并向患者及其家属解释保护具使用的必要性，以取得患者的配合及其家属的同意。

2. 约束带的使用。

（1）护士在使用宽绷带时，先用棉垫包裹患者手腕或踝部，再用宽绷带打成双套结并将其套在棉垫外，稍拉紧，使之不脱出（以不影响患者肢体血液循环为度），然后将绷带固定于床沿上；妥当安置各种导管和输液装置，必要时将盖被折叠至床尾或一侧。

（2）肩部约束带常用于限制患者坐起。肩部约束带用宽布制成，宽 8 cm，长 120 cm，一端制成袖筒。护士在操作时，将患者两侧肩部套进袖筒，在患者腋窝衬棉垫，将两袖筒上的细带子在患者胸前打结、固定，再将两条较宽的长带系于床头。

（3）膝部约束带常用于固定患者膝部，限制患者下肢活动。膝部约束带用宽布制成，宽 10 cm，长 280 cm，宽带中部相距 15 cm 分别钉两条双头带。护士在使用膝部约束带时，在患者两膝之间衬棉垫，将约束带横放于两膝上，用宽带下的两头带各缚住一侧膝关节，然后将宽带两端系于床沿。

【注意事项】

1. 约束前，护士应向患者及其家属解释清楚，取得患者及其家属的知情同意。

2. 保护性制动措施只宜短期应用，并确保患者能随时与医务人员取得联系，如呼叫器的位置适宜或有陪护人员监测等，以保障患者的安全。

3. 被约束的部位应放衬垫，约束带的松紧要适宜，并每 2 个小时放松一次，每 15 分钟观察一次，发现异常及时处理。必要时，护士可按摩患者局部，以促进其血液循环。

4. 约束时，护士应将患者的肢体置于功能位置。护士需确保患者的卧位舒适，要经常协助患者更换体位。

5. 护士应记录使用保护具的原因、时间、观察结果、相应的护理措施及解除约束的时间。

【评价】

1. 患者安全，无不适感觉。
2. 护士操作规范，动作熟练、协调、省力。
3. 护患沟通良好，患者配合操作。

【图示】

使用保护具的用物准备如图 6-1 所示，宽绷带如图 6-2 所示，肩部约束带如图 6-3 所示，膝部约束带如图 6-4 所示。

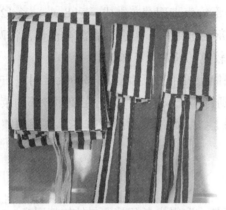

图 6-1　使用保护具的用物准备

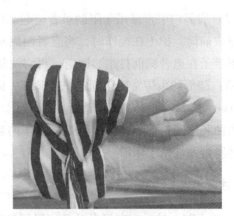

图 6-2　宽绷带

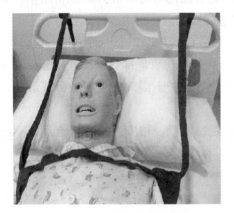

图 6-3　肩部约束带

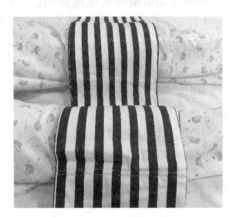

图 6-4　膝部约束带

实训七　无菌技术

【目的】

1. 掌握常用的无菌技术（无菌持物钳的使用、无菌容器的使用、无菌包的使用、无菌盘铺法、倒无菌溶液、戴无菌手套）。

2. 熟悉无菌技术、无菌物品、无菌区域的概念，形成并增强无菌观念。

3. 了解无菌技术操作的原则并自觉遵守。

【评估】

1. 环境是否清洁、宽敞。

2. 操作台面是否清洁、干燥、平坦，物品是否布局合理、放置有序。

3. 无菌物品是否在有效期使用范围内。

【准备】

1. 护士准备：衣帽整洁，修剪指甲，按七步洗手法洗净双手并擦干（注意指尖、指缝、指关节等处的清洁），戴口罩。

2. 环境准备：操作前 30 分钟无人打扫，清洁、宽敞、明亮，操作台面清洁、干燥、平坦，物品布局合理、放置有序。

3. 用物准备见表 7-1。

表 7-1　用物准备

用物	数量	用物	数量
（1）无菌持物钳	1 把	（7）弯盘	1 个
（2）泡镊筒	1 个	（8）棉签	1 包
（3）无菌治疗巾包	1 包	（9）碘伏消毒液	1 瓶
①无菌治疗巾	2 块	（10）中号无菌罐	1 个
②无菌包布	1 块	（11）无菌纱布	2 块
③灭菌指示标签	1 张	（12）治疗盘	1 个
（4）无菌治疗碗包	1 包	（13）无菌溶液（蒸馏水）	1 瓶

表7-1（续）

用物	数量	用物	数量
①小号治疗碗	1个	（14）生活垃圾桶	1个
②无菌包布	1块	（15）医疗垃圾桶	1个
③灭菌指示标签	1张	（16）标签贴	5张
（5）外科手套	1副	（17）免洗手消毒液	1瓶
（6）滑石粉包	1包	（18）口罩	1个

【无菌治疗巾包、无菌治疗碗包的包扎法和无菌技术的操作步骤】

1. 无菌治疗巾包、无菌治疗碗包的包扎法：护士将物品放于包布的中央；先盖上近侧角，然后盖左右两角，最后盖对侧角；十字交叉系带；贴上标签，注明物品名称和灭菌日期，粘贴化学指示胶带，送灭菌处理。

2. 无菌技术的操作步骤。

（1）检查各无菌容器的灭菌日期。

护士检查泡镊筒、纱布罐、棉球罐、碘伏消毒液、棉签是否在有效期内。

（2）检查无菌治疗巾包。

护士核对无菌治疗巾包的名称、灭菌日期、有效期，查看化学指示胶带颜色的改变情况，检查无菌治疗巾包有无破损或潮湿。

（3）打开无菌治疗巾包。

①护士解开治疗巾包系带（多余系带可缠绕在手指上），将无菌包搁在清洁、干燥、平坦的台面上。

②护士打开无菌治疗巾包对侧角包布，将多余系带放在对侧角包布下。

③护士逐层打开左右角包布（手不可触及包布内面）。

（4）使用无菌持物钳夹取无菌治疗巾。

①护士用一只手揭开泡镊筒盖子（手指不可触及盖子内面及泡镊筒内缘），用另一只手闭合钳端后垂直向上自泡镊筒内取出无菌持物钳，然后关闭泡镊筒盖子。

②护士用一只手揭开治疗巾包布近侧角，用另一只手使用无菌持物钳夹取一张无菌巾，将近侧角包布按原折痕放下。

③护士后退一步，将夹取出的无菌治疗巾放于治疗盘内（不可跨越治疗巾包布内面正上方）。

④护士将无菌持物钳放回泡镊筒（取放持物钳时保持钳端闭合，钳端不可触及泡镊筒壁；持物钳放回泡镊筒后将钳端打开，湿式保存的持物钳在取用过程中始终保持钳端向下）。

（5）关闭无菌治疗巾包。

①护士将未用完的治疗巾包按先左右角后外角的顺序并按原折痕包好（内角应完全覆盖包内物品，手不可触及无菌巾内面），并用一字法缠绕系带。

②护士修改包布外标签上的开包日期。打开过的治疗巾包的有效期为24个小时。

（6）铺无菌盘。

①护士双手捏住无菌巾上层两角的两个整边并将无菌巾轻轻抖开，将无菌巾双层整边对齐治疗盘对侧边缘并将其置于治疗盘上。

②护士捏住近侧上层两角将无菌巾上层均匀三折成扇形，使其边缘平齐并朝向治疗盘对侧（手臂不可跨越无菌区域）。

（7）打开无菌治疗碗包。

①护士按打开治疗巾包的方法检查并解开治疗碗包布系带，将多余系带放于拿包的手中。

②护士按"对角、左右角、近侧角"的顺序逐层打开包布（手不可触及包布内面）。

③护士自包布外侧捏住包布四角并裹住两手，将治疗碗轻放在无菌盘内（治疗碗包布外面不可触及无菌盘）。

（8）自无菌罐内夹取纱布。

①护士拧松无菌罐盖；用一只手持无菌持物钳，用另一只手打开无菌容器盖（手不可触及盖的内面和边缘）并将盖内面向上拿在手中。

②护士使用无菌持物钳自罐内夹取无菌纱布并轻盖回容器盖；将夹出的纱布放于无菌盘内，并将无菌持物钳放回泡镊筒内。

③护士盖严无菌容器盖，避免罐内剩余无菌物品在空气中暴露太久被污染。

（9）倒取无菌溶液。

①护士核对瓶签的药名、剂量、浓度、有效期，检查瓶盖有无松动、瓶身有无裂痕，对光检查溶液有无沉淀、浑浊或变色。

②护士用无菌棉签蘸取浓度为0.5%的碘伏消毒液自瓶口至瓶颈螺旋向下消毒两次。

③护士用一只手打开瓶盖（手不可触及瓶口及瓶盖内缘），用另一只手将瓶签朝向掌心并端起溶液瓶倒出少量溶液至弯盘内，从而旋转冲洗瓶口（倒溶液时，高度应适宜，瓶口不可触及弯盘，也不可使溶液飞溅）。

④护士移步至无菌盘前，自瓶口原冲洗处倒出适量溶液至治疗碗内。

⑤护士盖回瓶盖，消毒瓶塞，修改无菌溶液有效期（打开的无菌溶液在24个小时内有效），并将无菌溶液放回原处。

（10）覆盖无菌盘。

①护士双手捏住上层无菌巾外边缘，将上层盖于物品上。无菌治疗巾上下层边缘应对齐。

②护士自近侧将两层包布开口处向上反折 2 次，将两层包布左右两侧边缘向下内折 1 次。

③护士放置无菌盘标签（标签上写明铺盘时间，铺好的无菌盘在 4 个小时内有效）。

（11）检查手套包，打开手套包外包装，涂擦滑石粉。

①护士检查手套包上的手套号码、有效日期，检查手套包有无破损或受潮。

②护士将手套包置于清洁、干燥、平坦的台面上，打开手套包外包装。

③护士取出滑石粉包，退后一步面向无菌区，均匀地将滑石粉涂抹于双手（涂擦滑石粉时，双手保持在腰部以上视线范围内，避免滑石粉落到操作台面及用物上）。

（12）戴手套。

①护士用两只手掀开手套袋，捏住两只手套的翻折部分，取出手套（使两拇指朝前相对）。

②护士用一只手持两只手套的翻折处，用另一只手戴手套（戴手套时双手保持在腰部以上视线范围内，手套不可触及工作服）。

③护士将戴好手套的手（除大拇指外）插入另一只手套的翻折部分并向两边撑开，再戴第二只手套（已戴手套的手不可触及手套的内面）。

④护士将手套的翻折部分扣套在工作服衣袖外面。

（13）脱手套。

①护士用一只手捏住另一只手的腕部外面，将手套翻转脱下。

②护士再以脱下手套的手的大拇指插入另一只手套内，将其往下翻转脱下（勿使手套外面接触到皮肤）。

③护士将用过的手套放在医疗垃圾桶内。

【注意事项】

1. 进行无菌操作时，护士应首先明确无菌区和非无菌区。

2. 进行无菌操作时，护士应面向无菌区，但不可使工作服接触到无菌物品、无菌操作台面。

3. 护士取用无菌物品时应使用无菌持物钳。

4. 无菌物品一经取出，即使未使用，也不得放回无菌容器内。

5. 护士的手臂应保持在腰部或治疗台面以上，不可跨越无菌区；护士的手不可直接接触无菌物品。

6. 护士应避免面对无菌区谈笑、咳嗽、打喷嚏。

7. 物品疑有或已被污染，即不可使用，护士应进行更换并重新进行灭菌。

8. 一套无菌物品只能供一位患者使用一次，以防止发生交叉感染。

【评价】

1. 护士严格遵循无菌技术操作原则。

2. 护士夹取、放置无菌物品时，未跨越无菌区。

3. 无菌包打开时，系带妥善处理；开包、关包手未触及包布内面；无菌巾内面未被污染。

4. 护士在倒取无菌溶液时手未触及瓶口及瓶塞内面；未沾湿瓶标签，液体未外溅。

5. 护士将无菌容器盖内面向上并将它置于稳妥处或拿在手中，手未触及容器盖的边沿和内面。

6. 护士在取放无菌持物钳时，保持钳端闭合，未触及容器口边缘和液面以上的容器内壁；在使用过程中，始终保持钳端向下，未触及非无菌区；使用完毕，立即将无菌持物钳放回容器，并将钳端打开。

7. 戴手套前，滑石粉未洒落于手套袋及无菌区内；戴手套时，手套未被污染；脱手套时，手未被污染。

【图示】

无菌技术操作的用物准备如图 7-1 所示，取放无菌持物钳如图 7-2 所示，夹取无菌治疗巾如图 7-3 所示，放无菌治疗碗如图 7-4 所示，倒取无菌溶液如图 7-5 所示，打开无菌治疗巾如图 7-6 所示，揭开容器盖如图 7-7 所示，拿无菌手套如图 7-8 所示，戴第一只无菌手套如图 7-9 所示，戴第二只无菌手套如图 7-10 所示，脱第一只无菌手套如图 7-11 所示，脱第二只无菌手套如图 7-12 所示。

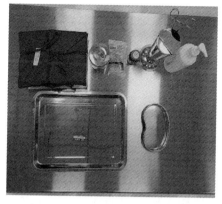

图 7-1 无菌技术操作的用物准备

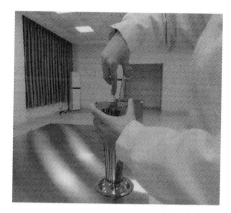

图 7-2 取放无菌持物钳

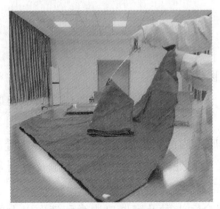

图 7-3　夹取无菌治疗巾

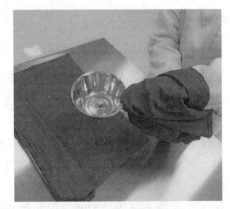

图 7-4　放无菌治疗碗

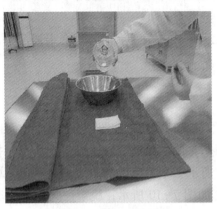

图 7-5　倒取无菌溶液

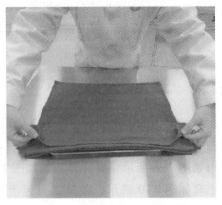

图 7-6　打开无菌治疗巾

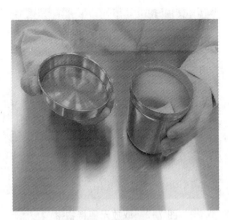

图 7-7　揭开容器盖

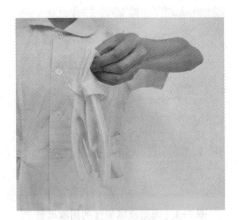

图 7-8　拿无菌手套

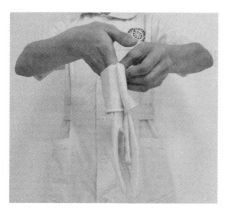

图 7-9　戴第一只无菌手套

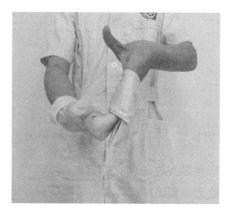

图 7-10　戴第二只无菌手套

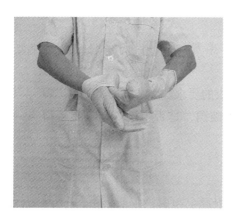

图 7-11　脱第一只无菌手套

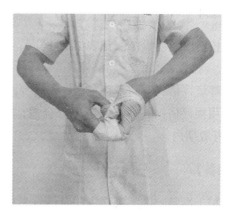

图 7-12　脱第二只无菌手套

实训八　穿脱隔离衣

【目的】

1. 掌握穿、脱隔离衣的方法。

2. 熟悉隔离原则。

3. 了解护士常见的职业防护。

【评估】

1. 核对医嘱：操作前认真核对医嘱，了解患者病情、目前采取的隔离种类和护理措施。

2. 环境评估：空间是否宽敞，符合穿隔离衣的要求。

3. 用物评估：隔离衣大小是否合适，有无破洞，是否受潮，挂放是否得当；洗手液是否在有效期内。

【准备】

1. 护士准备：熟悉操作方法及注意事项，穿好工作服，修剪指甲，洗手，戴隔离帽、口罩，取下手表、首饰，卷袖过肘（冬季时，卷袖过前臂中部即可）。

2. 环境准备：安静、整洁、宽敞、干燥、安全，用物摆放合理。

3. 用物准备见表8-1。

表8-1　用物准备

用物	数量	用物	数量
（1）隔离衣	1件	（3）速干免洗消毒液	1瓶
（2）立式输液架	1台	（4）隔离衣夹子	1个

【步骤】

1. 穿隔离衣。

（1）取隔离衣。

护士应检查隔离衣：手持衣领，取下隔离衣，将隔离衣污染面向外，并将衣领两端向

（2）穿衣袖。

护士一手持衣领，一手伸入袖内，举起手臂，将衣袖穿上；换手持衣领，依照这个方法穿好另一只衣袖。

（3）系领口。

护士用两只手由衣领中央顺领边到颈后系上系带。

（4）系袖口。

护士放下手臂使衣袖落下，并系上袖带。需要时，护士可套上橡胶圈束紧袖口。

（5）系腰带。

护士将隔离衣一侧顺衣缝（约在腰下 5 cm 处）向前拉，见到衣边则捏起衣边的外面；再依照这个方法将另一边衣边的外面捏住，将两侧衣边对齐，向一侧折叠；将腰带在背后交叉，回到前面系一活结。

2. 脱隔离衣。

（1）解开腰带，在腰前打一活结。

（2）解袖口。

护士解开袖口，在肘部将衣袖往上拉，并将它塞进工作服衣袖内，露出双手、前臂，便于刷洗消毒。

（3）按刷手法消毒双手。

（4）解开领口。

（5）脱衣袖。

护士用清洁的手沿衣领边向后解开领口系带，一手伸入另一侧衣袖内，从内面拉下衣袖过手，再用衣袖遮住的手在外边拉下另一只衣袖。护士的两只手在衣袖内使袖子对齐，并逐渐伸出双臂。

（6）挂隔离衣。

在双手退出时，护士用手撑起双肩缝，使衣领直立、两边对齐，将隔离衣挂在隔离衣架上。隔离衣如果不再穿，护士将其清洁面向内卷起，并放入污衣袋内。

【注意事项】

1. 隔离衣的长短要适中，需全部遮盖工作服；隔离衣有破损时不可使用。

2. 隔离衣的内面和衣领为清洁面（如为反向隔离，则内面为污染面）；护士的手不能触及隔离衣的污染面。系领子时，污染的袖口不可触及衣领、面部和帽子。

3. 隔离衣挂在半污染区，清洁面向外；隔离衣挂在污染区，清洁面向内。

4. 穿隔离衣后，护士不得进入清洁区。

5. 隔离衣每日更换，如受潮或内面污染，应立即更换。

【评价】

1. 戴口罩、帽子的方法正确。口罩不戴时未悬挂在胸前。保持口罩、帽子的清洁和干燥，并定时更换。

2. 护士在刷手时，未污染干净的刷子、水龙头、洗手液；刷洗有序、全面，未溅湿隔离衣，也未污染水池。

3. 隔离衣长短适中。扣领扣时，衣袖未污染面部、颈部。隔离衣后侧边缘对齐，折叠处不松散，衣领始终未被污染。

【图示】

穿脱隔离衣的用物准备如图 8-1 所示，衣领两端向外折如图 8-2 所示，两侧衣边对齐如图 8-3 所示，脱衣袖如图 8-4 所示。

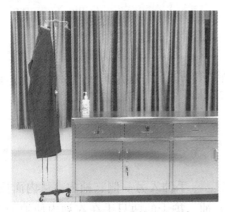

图 8-1 穿脱隔离衣的用物准备

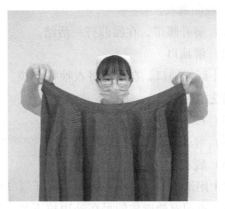

图 8-2 衣领两端向外折

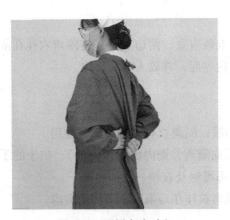

图 8-3 两侧衣边对齐

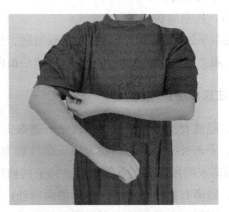

图 8-4 脱衣袖

实训九 口腔护理

【目的】

1. 掌握口腔护理的具体操作方法。

2. 掌握口腔护理的目的。

3. 熟悉昏迷患者的口腔护理的注意事项。

4. 熟悉口腔护理的注意事项。

5. 了解口腔内黏膜、舌苔及牙龈的评估方法。

【评估】

1. 患者的年龄、病情、意识、心理状态、配合程度。

2. 患者的口腔卫生状况及自理能力。

3. 患者的口腔卫生知识及口腔卫生习惯。

【准备】

1. 护士准备：衣帽整洁，修剪指甲，洗手，戴口罩。

2. 患者准备：患者了解口腔护理的目的、方法、注意事项及配合要点，取安全舒适的操作体位。

3. 环境准备：安静、整洁，光线充足，温度适宜。

4. 用物准备见表9-1。

表9-1 用物准备

用物	数量	用物	数量
（1）治疗车	1辆	（10）手电筒	1个
（2）治疗盘	1个	（11）纱布	2块
（3）治疗碗	2个	（12）治疗巾	1条
（4）镊子	1把	（13）一次性手套	1副
（5）弯止血钳	1把	（14）开口器	1个
（6）弯盘	1个	（15）口腔护理液	1瓶

表9-1(续)

用物	数量	用物	数量
(7) 压舌板	1个	(16) 盛冷水的治疗碗	1个
(8) 吸水管	1根	(17) 垃圾桶	2个
(9) 棉签	1包		

【步骤】

1. 核对、解释。

护士核对患者的床号、姓名，向患者解释操作的目的及方法（确认患者）；向患者解释口腔护理的目的、方法及注意事项，并得到患者配合。

2. 评估。

护士评估患者的病情、意识、配合程度；观察患者的口唇、口腔黏膜、牙龈、舌头有无异常，牙齿有无松动。

3. 安置卧位。

护士协助患者仰卧或侧卧，头偏向一侧，面向护士，便于分泌物及多余水分从口腔内流出，防止反流误吸；铺治疗巾于患者颈下，置弯盘于患者嘴角边。

4. 协助患者润唇漱口。

护士协助患者用吸水管吸水漱口。昏迷患者禁漱口。

5. 观察口腔。

护士嘱咐患者张口，一手持手电筒，一手持压舌板观察其口腔情况。对于昏迷患者或牙关紧闭者，护士可用开口器协助患者张口。开口器应从臼齿处放入。对于牙关紧闭者，护士不可使用暴力使其张口，以免造成损伤。有活动义齿者，护士取下其义齿并用冷水刷洗，将义齿浸于冷水中备用。

6. 按顺序擦洗。

护士用弯止血钳夹取含有无菌溶液的棉球，并拧干棉球。棉球应包裹止血钳尖端，防止钳端直接触及患者的口腔黏膜和牙龈。

护士嘱咐患者咬合上、下齿，用压舌板轻轻撑开患者左侧颊部，擦洗左侧牙齿的外面（纵向擦洗，按由臼齿向门齿的顺序）。护士用相同方法擦洗患者右侧牙齿的外面。每次更换一个棉球，一个棉球擦洗一个部位，擦洗过程中动作应轻柔，特别是对有凝血功能障碍的患者，应防止碰伤其黏膜和牙龈。

护士嘱咐患者张开上、下齿，擦洗牙齿左上内侧面、左上咬合面、左下内侧面、左下咬合面，并弧形擦洗患者的左侧颊部。护士用相同方法擦洗患者右侧牙齿的外面。

护士擦洗患者的舌面及硬腭部。

7. 协助患者再次漱口。

护士协助患者用吸水管吸水漱口，将漱口水吐入弯盘，用纱布擦净患者的口唇。对于有义齿的患者，护士协助其戴义齿。

8. 再次评估口腔状况。

护士用手电筒观察患者口腔情况，如未清洗干净应重新擦洗。

9. 润唇。

护士在患者口唇上涂液状石蜡或润唇膏，并酌情涂药。如患者有口腔黏膜溃疡，护士可为患者涂口腔溃疡膏。

10. 操作后处理。

护士撤去弯盘和治疗巾，再次核对并清点棉球数量，脱手套，协助患者取舒适卧位，整理床单位、洗手，记录患者的口腔卫生状况和护理效果。

【注意事项】

1. 昏迷患者禁止漱口，以免引起误吸。

2. 对长期使用抗生素和激素的患者，护士应注意观察其口腔内有无真菌感染。

3. 擦洗时，护士动作应轻柔，特别是对凝血功能差的患者，应防止损伤出血。

4. 一个棉球只能擦拭一个部位，擦洗时需用血管钳加紧棉球，勿将棉球遗留在患者口腔内。

5. 使用的棉球不可过湿，以不能挤出液体为宜，防止因水分过多造成患者误吸。注意夹紧棉球，勿将其遗留在患者口腔内。

6. 传染病患者的用物需要按消毒隔离原则进行处理。

【评价】

1. 患者及其家属能理解口腔护理的目的及重要性，能主动配合。

2. 患者口唇湿润，口腔清洁、无异味、无感染、溃疡及牙龈出血。

3. 护士操作熟练，操作过程无损伤、无污染。

【图示】

口腔护理的用物准备如图 9-1 所示，患者体位如图 9-2 所示，弯盘放置如图 9-3 所示，擦洗外侧面如图 9-4 所示，擦洗内侧面如图 9-5 所示，擦洗咬合面如图 9-6 所示。

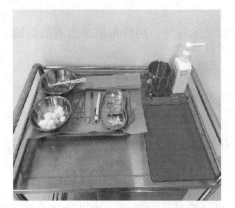

图 9-1　口腔护理的用物准备

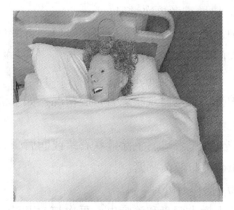

图 9-2　患者体位

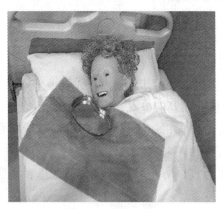

图 9-3　弯盘放置

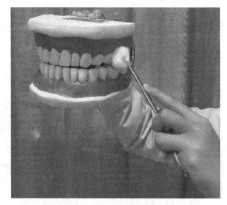

图 9-4　擦洗外侧面

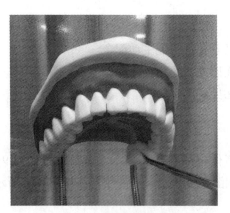

图 9-5　擦洗内侧面

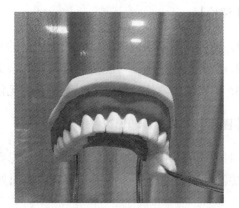

图 9-6　擦洗咬合面

实训十 床上洗头

【目的】

1. 掌握床上洗头的操作方法。
2. 熟悉床上洗头的用物准备。
3. 了解床上洗头的注意事项。

【评估】

患者的年龄、病情、意识、心理状态、配合程度及头发卫生状况。

【准备】

1. 护士准备：衣帽整洁，修剪指甲，洗手，戴口罩。
2. 患者准备：患者及其家属了解洗头的目的、方法、注意事项及配合要点；护士按需给予便器，协助患者排便。
3. 环境准备：移开床头桌椅，关好门窗，调节室温。
4. 用物准备见表 10-1。

表 10-1 用物准备

用物（治疗盘内备）	数量	用物（治疗盘外备）	数量
（1）橡胶单	1张	（10）水壶（盛43~45℃热水）	1个
（2）毛巾	1条	（11）脸盆或污水桶	1个
（3）浴巾	1条	（12）手部消毒液	1瓶
（4）别针	2个	（13）电吹风	1个
（5）纱布	1张	（14）生活垃圾桶	1个
（6）脱脂棉球	2个	（15）医用垃圾桶	1个
（7）量杯	1个	（16）搪瓷杯	1个
（8）洗发液	1瓶		
（9）梳子	1把		

【步骤】

1. 核对、解释。

护士核对患者的床号、姓名、腕带，向患者解释操作的目的和方法。

2. 围毛巾。

护士松开患者衣领并将其向内折，将毛巾围于患者颈下，并用别针固定。

3. 铺橡胶单。

护士铺橡胶单和浴巾于患者头部下方。

4. 安置体位。

护士协助患者取仰卧位，将枕垫放于患者肩下；取一个脸盆，在盆底放一条毛巾，倒扣搪瓷杯于盆底，将杯上垫折成四折并外裹带防水薄膜的毛巾；将患者头部枕于毛巾上，用棉球或耳塞塞住患者双耳，用纱布或眼罩遮盖患者双眼，防止在操作中水流入患者眼部和耳部。

5. 洗发。

（1）护士松开患者头发，用温水充分湿润其头发；取适量洗发液于掌心，均匀涂遍患者头发，由发际线至脑后部反复揉搓，同时用指腹轻轻按摩头发。揉搓力应适中，避免用指甲搔抓，以防损伤头皮。护士一手抬起患者头部，一手洗净患者脑后部头发。

（2）护士用温水冲洗患者头发，直至冲净；解下颈部毛巾，擦去头发水分；取下眼部的眼罩和耳内的棉球；用毛巾包好头发擦干面部。

6. 擦干头发。

护士撤去洗发用物，解下包头毛巾，用浴巾擦干患者头发，用梳子把头发梳理整齐，用电吹风吹干头发。

7. 操作后处理。

（1）护士将枕头移至床头，协助患者取舒适体位，并整理床单位和用物。

（2）护士洗手，记录执行时间和护理效果。

【健康指导】

1. 护士应告知患者经常洗头可保持头部卫生，促进头部血液循环和头发生长，并能保持良好的外观形象，维护自信。

2. 护士指导家属掌握卧床患者床上洗发的知识和技能。

【注意事项】

1. 护士为患者洗头时，应运用人体力学原理，让身体尽量靠近床边，保持良好姿势，避免疲劳。

2. 在洗头过程中，护士应注意观察患者的病情变化，如面色、脉搏及呼吸的改变，如有异常，应停止操作。

3. 病情危重和极度衰弱患者不宜洗发。

4. 洗发时间不宜过久，避免引起患者头部充血或疲劳不适。

5. 在操作过程中，护士应注意控制室温和水温，避免打湿衣物和床铺，防止患者着凉。

6. 在操作过程中，护士应注意协助患者取舒适体位，保护伤口，防止水流入患者耳部和眼部。

【评价】

1. 患者生命体征平稳，未感不舒适；护士顺利完成床上洗头。

2. 用物备齐，操作方法和步骤正确，操作熟练。

3. 在操作过程中，护士注意观察患者的反应，关心、保护患者。

【图示】

床上洗头的用物准备如图 10-1 所示，扣杯式床上洗头法如图 10-2 所示。

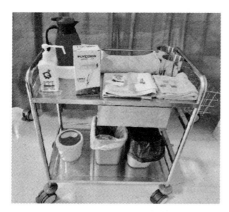

图 10-1 床上洗头的用物准备

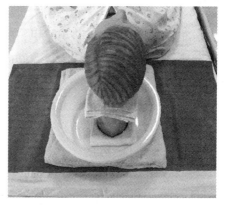

图 10-2 扣杯式床上洗头法

实训十一　床上擦浴

【目的】

1. 掌握卧床患者床上擦浴的操作方法。

2. 熟悉卧床患者床上擦浴的注意事项。

3. 了解卧床患者床上擦浴的目的。

【评估】

1. 患者的生命体征、心理状态、意识状态、生活自理能力、理解与合作程度。

2. 患者皮肤的清洁状况及有无异常改变。

3. 患者的清洁习惯及对清洁知识的了解程度。

【准备】

1. 护士准备：衣帽整洁，修剪指甲，洗手，戴口罩。

2. 患者准备：患者平卧于床上，盖好被子；患者了解床上擦浴的目的、操作过程及配合事项。

3. 环境准备：安静、整洁，光线充足，温度适宜，关闭门窗，用屏风遮挡，请无关人员回避。

4. 用物准备见表11-1。

表 11-1　用物准备

用物	数量	用物	数量
（1）模型	1个	（10）清洁衣裤	1套
（2）治疗车	1辆	（11）大棉签	1包
（3）医嘱本	1个	（12）暖瓶	1个
（4）速干免洗消毒液	1瓶	（13）水桶	2个
（5）脸盆	2个	（14）橡胶手套	1副
（6）方毛巾	3条	（15）便盆	1个
（7）浴巾	2条	（16）便盆巾	1条

表11-1（续）

用物	数量	用物	数量
（8）浴液	1瓶	（17）梳子	1把
（9）一次性护理垫	1张	（18）冲洗水壶	1个

【步骤】

1. 核对、解释。

护士核对患者的床号、姓名（确认患者），向患者解释操作的目的及方法。

2. 安置卧位。

护士协助患者取平卧位或屈膝仰卧位。

3. 擦洗全身。

（1）擦洗眼睛：清洗毛巾，用对折后的小毛巾的四个角分别擦洗患者双眼的内眼角、外眼角，并将方毛巾包裹在手上，涂上浴液进行擦拭。毛巾的包裹方法：方毛巾的左右两边绕开拇指折向手心，前端下垂部分对齐折向手掌，并掖于掌根毛巾边缘内。

（2）擦洗额部：由患者额中间先向左再向右擦洗。

（3）擦洗鼻部：由患者鼻根擦向鼻尖。

（4）擦洗面颊：由患者鼻翼一侧向下至鼻唇部横向擦，沿一侧唇角向下，再横向擦拭下颌，向斜上方擦拭颊部；用同样的方法擦拭患者另一侧面颊。

（5）擦洗颈部：由中间先向左再向右擦洗患者颈部。

（6）护士协助患者脱掉上衣（先脱健侧再脱患侧的上衣），撤去脏衣服，协助患者平躺在床上。

（7）擦拭手臂：先擦患者近侧手臂，由前臂向上臂擦拭，注意保暖；用相同方法擦拭患者另一侧手臂。

（8）擦拭胸部：将被盖向下折叠暴露患者胸部，用浴巾遮盖患者胸部，洗净方毛巾包裹在手上，涂上浴液，打开浴巾由上向下擦拭患者胸部及两侧，注意擦拭皮肤褶皱处（如腋窝、女性乳房下垂部位）；擦拭后，用浴巾遮盖，洗净方毛巾；用同样方法擦净患者胸部浴液，再用浴巾沾干患者胸部水分。

（9）擦拭腹部：顺时针螺旋形擦拭患者腹部和两侧腰部。

（10）擦拭背部：按从上到下的顺序擦拭患者背部。

（11）护士协助患者穿上衣，先穿患侧上衣，再将干净衣服平整掖入患者身下，后穿健侧上衣，并协助患者平躺。

（12）脱下裤子：松开患者裤带、裤扣，协助患者身体向左倾斜，将患者的裤子向下拉至患者臀部以下，再协助患者身体向右倾，将患者的裤子拉下至患者臀部，嘱咐患者屈膝，两手向下脱裤子至膝部以下，再抬起一侧下肢，扯去一条裤腿；用相同方法操作另一侧。

（13）护士擦拭患者臀部、下肢、足部。

（14）护士冲洗患者会阴。

①对于女患者，冲洗步骤如下：

护士协助患者取仰卧位→为患者腹部和对侧盖好被子（注意保暖）→在患者近侧大腿、臀下垫一次性尿垫和便盆→让患者双腿屈曲外展（暴露外阴）→消毒双手→戴手套→取棉签进行冲洗（一人冲水，一人使用棉签擦洗），冲洗后将棉签置于便盆边（冲洗原则：自上而下、由外向内。冲洗顺序：阴阜→对侧腹股沟→近侧腹股沟→对侧大小阴唇→近侧大小阴唇→尿道口、阴道口、肛门）→擦干各部位（擦干原则：自上而下、由内向外。擦干顺序：尿道口→阴道口→肛门→阴阜→对侧大小阴唇及腹股沟区→近侧大小阴唇、腹股沟至骶尾）→撤去尿垫和便盆→处置用物→脱手套。

②对于男患者，冲洗步骤如下：

护士浸润棉签（一人冲水，一人使用棉签擦洗）→左手戴手套→将包皮向后推→手提阴茎→擦洗尿道口至龟头、冠状沟、阴茎下部至阴囊上部、阴囊下部→擦干（方法同上）→撤去尿垫和便盆→处置用物→脱手套。

（15）更换裤子。

护士洗手，取清洁裤子，协助患者先穿患侧裤子再穿健侧裤子，嘱咐患者屈膝，将裤子拉至患者臀部，让患者向左倾斜并助其向上拉一侧裤子，然后让患者向右倾斜并助其拉好裤子，系好裤带，盖好被盖，整理床单元。

4. 整理。

护士洗净双手，开窗通风；将污物车推至污物间，分类处置用物。

5. 记录。

护士记录患者擦浴时间、皮肤情况、有无其他特殊情况等。

【健康指导】

1. 护士向患者及其家属介绍床上擦浴的目的、意义、注意事项。

2. 护士教会患者在擦浴过程中的配合方法。

【注意事项】

1. 护士动作轻柔、流畅，不可过度暴露患者身体，注意保暖及隐私保护。

2. 避免浸湿被服。

3. 冲洗原则：由上至下、由外向内。擦干原则：由上至下、由内向外。

4. 床单元整洁、美观、舒适。

【评价】

1. 患者生命体征平稳，暴露少，未感不舒适；护士顺利完成床上擦浴操作。
2. 用物备齐，操作方法和步骤正确，操作熟练、省力。
3. 在操作过程中，护士注意观察患者的反应，关心、保护患者。
4. 床单元整洁，被服无污染。

【图示】

床上擦浴的用物准备如图 11-1 所示，正方形毛巾的折叠方法如图 11-2 所示，毛巾手套式折叠方法如图 11-3 所示，擦洗面颊如图 11-4 所示。

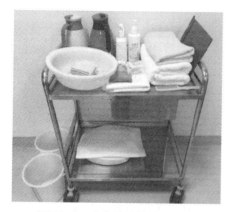

图 11-1　床上擦浴的用物准备

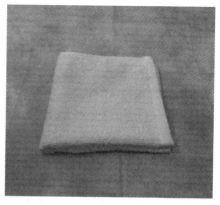

图 11-2　正方形毛巾的折叠方法

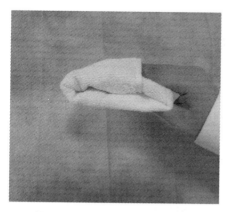

图 11-3　毛巾手套式折叠方法

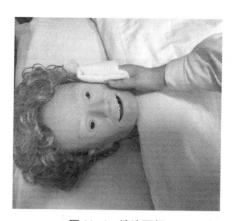

图 11-4　擦洗面颊

实训十二　卧床患者更换床单

【目的】

1. 掌握卧床患者更换床单法。

2. 熟悉三大铺床法，操作熟练、迅速。

3. 了解该操作的注意事项。

【评估】

1. 患者的病情、临床诊断、治疗情况。

2. 患者的生命体征、心理状态、意识状态、生活自理能力、理解与合作程度。

3. 患者引流管和伤口的情况。

【准备】

1. 护士准备：着装整齐，洗手，戴口罩。

2. 患者准备：患者了解操作目的、方法、注意事项及配合要点。

3. 环境准备：安静、安全，宽敞明亮，温度适宜，关闭门窗，拉上围帘，请无关人员回避。

4. 用物准备见表 12-1。

表 12-1　用物准备

用物	数量	用物	数量
（1）治疗车	1 辆	（9）笔	1 支
（2）治疗盘	1 个	（10）便盆	1 个
（3）速干免洗消毒液	1 瓶	（11）扫床刷	1 把
（4）被套	1 个	（12）刷套	1 个
（5）大单	1 张	（13）记录单	1 张
（6）中单	1 张	（14）医嘱本	1 个
（7）枕套	1 个	（15）生活垃圾桶	1 个
（8）病号服	1 套	（16）污物垃圾袋	1 个

【步骤】

1. 核对、解释。

护士携用物至床旁，核对患者信息，观察患者的病情、呼吸、面色、伤口、引流管及护理治疗情况，向患者解释操作的目的及方法。

2. 安置卧位。

护士移开床旁桌距床 20 cm，移床旁椅至床尾；放下护栏，按患者需求给予便盆；松开被尾，协助患者取侧卧位（背向护士），用按摩膏按摩骨突出（脊柱、肩胛、肩峰、髂脊、尾骶）部位。

3. 换大单、中单。

护士松开近侧大单、中单，将中单卷起，擦净橡胶中单。护士将大单、中单卷起塞入患者身下，将橡胶单搭于患者身上，扫净床褥上的渣屑；将清洁大单中线对齐，对侧一半平卷好塞入患者身下，近侧一半依铺大单法铺好；放平橡胶单，铺中单于橡胶单上。护士将对侧中单一半卷起塞入患者身下（中单上端距床头 45~55 cm），将近侧橡胶单和中单的一半一并塞入床垫下，协助患者侧卧或平卧于铺好的一边。

护士转至对侧，松开底层各单，将污中单插进橡胶单后卷放至床尾，并将橡胶单搭于患者身上，再将污大单卷至床尾，并将它和污中单一起放于治疗车上；扫净床褥上的碎屑，依次将大单、橡胶单、中单各层铺好；协助患者取仰卧位。在操作过程中，护士应观察患者的病情变化。

4. 换被套。

护士解开污物被套，将棉胎在污被套内先竖折三折再横折三折，并将其放于床尾椅上；将清洁被套正面在外铺于被盖上，然后将棉胎套入清洁被套，对好上端两角，整理床头盖被，将清洁被套往下拉平；让患者双手握住盖被上缘，从床头至床尾将污被套撤出并放于污物袋内；系好被套各带，叠成被筒，为患者盖好，尾端内折与床尾平齐。

5. 换枕套。

护士征得患者同意后，用一只手托起患者的头颈部，用另一只手取出枕头，更换枕套，拍松后置于患者头下。

6. 操作后处理。

护士整理床单位、清洁用物，将桌椅归位，做好宣传教育，洗手并记录。

【健康指导】

1. 护士向患者及其家属介绍更换床单的目的、意义、注意事项。
2. 护士教会患者在更换床单的过程中的配合方法，减少患者的暴露。
3. 护士根据患者的病情介绍相关知识。

【注意事项】

1. 在替多管道患者更换床单时，护士应注意维持各管道的效能。操作时，护士动作应轻而稳，防止导管折叠、脱出，保持各管道通畅。

2. 卷使用过的大单、中单时，护士应向上曲卷大单、中单，并保持污染面朝内。

3. 护士和患者避免交叉感染。铺床前，护士应洗手。污染用物应放入污染袋。

4. 护士注意节力。铺床前，用物准备齐全，按使用先后顺序依次放置。铺床时，护士身体靠近床边，上身保持直立，两腿前后分开稍屈膝，以扩大支撑面，且让身体重心随之降低，增强稳定性。护士应运用人体力学原理，省力省时，提高工作效率。

5. 护士注意观察，动作敏捷、轻而稳，不宜过多翻动和暴露患者，防止患者疲劳及受凉；注意观察患者病情及患者的皮肤有无异常改变。

6. 护士在操作过程中注意观察患者的生命体征。

7. 护士在转动患者的时候，要注意把对侧的床栏拉起来，保护患者安全。

【评价】

1. 患者生命体征平稳，暴露少，未感不舒适；护士顺利完成此项操作。

2. 用物备齐，操作方法和步骤正确，操作熟练。

3. 在操作过程中，护士注意观察患者的反应，关心、保护患者。

【图示】

卧床患者更换床单的用物准备如图 12-1 所示，换大单如图 12-2 所示，换中单如图 12-3 所示，换被套如图 12-4 所示。

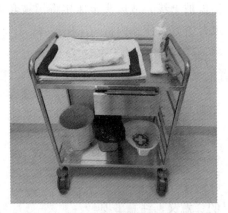

图 12-1　卧床患者更换床单的用物准备

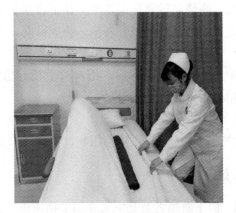

图 12-2　换大单

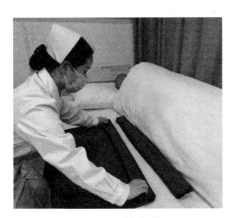

图 12-3　换中单

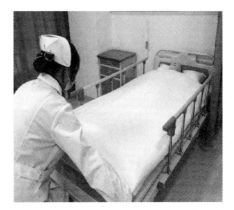

图 12-4　换被套

实训十三　生命体征测量

【目的】

1. 掌握腋温、脉搏、血压的评估方法。
2. 熟悉呼吸评估的方法。
3. 了解血压、脉搏、呼吸的生理变化。

【评估】

1. 患者的病情、临床诊断、治疗情况等。
2. 患者的心理状态、意识状态、理解合作程度。
3. 有无影响体温、脉搏、血压测量准确性的因素存在。
4. 患者的体温、血压、脉搏测量处的皮肤黏膜有无异常及肢体活动度。

【准备】

1. 护士准备：衣帽整洁，修剪指甲，洗手，戴口罩。
2. 患者准备：患者了解生命体征测量的目的、操作过程及需配合的事项；测量前 30 分钟，患者避免激动、情绪紧张，不进行沐浴、运动、进食、冷热疗、灌肠等活动。
3. 环境准备：安静、整洁，光线充足，温度适宜，酌情关闭门窗，必要时用屏风遮挡，请无关人员回避。
4. 用物准备见表 13-1。

表 13-1　用物准备

用物	数量	用物	数量
（1）治疗车	1 辆	（8）弯盘	1 个
（2）治疗盘	1 个	（9）记录本	1 个
（3）医嘱本	1 个	（10）笔	1 支
（4）速干免洗消毒液	1 瓶	（11）听诊器	1 个
（5）容器罐	2 个	（12）水银血压计	1 台

表13-1(续)

用物	数量	用物	数量
(6) 纱布	1块	(13) 护士表	1块
(7) 体温计	1支		

【步骤】

1. 核对、解释。

护士核对患者的床号、姓名（确认患者），向患者解释操作的目的及方法。

2. 安置卧位。

护士协助患者取坐位或者卧位。

3. 测量体温（以腋温为例）。

（1）护士检查体温表，将体温计的水银甩至35 ℃以下。

（2）护士擦干患者腋下，放体温计于患者腋窝深处，指导患者屈臂过胸夹紧10分钟。

（3）护士取出体温计，用纱布擦净，查看读数。

4. 测量脉搏（以桡动脉为例）。

（1）护士协助患者取舒适卧位，令患者伸直腕部。

（2）护士将食指、中指、无名指的指腹按压在患者桡动脉处（能触及动脉搏动为宜）并计数30秒，乘以2即得到每分钟脉搏数（异常脉搏，计数1分钟；脉搏短绌，需两人同时测量心率、脉率）。测量时，护士需注意脉搏节律、强弱等情况。

5. 测量呼吸。

（1）护士仍然保持测脉搏的姿势。

（2）护士观察患者胸腹部起伏情况。

由于成年女性为胸式呼吸，故而护士观察其胸廓起伏；由于男性和儿童为腹式呼吸，故而护士观察其上腹部的起伏。护士计数30秒，乘以2即得到每分钟脉搏数。对于呼吸微弱者，护士用少许棉花置于其鼻孔前，观察棉花吹动情况，计数1分钟。

（3）测量时，护士需注意患者呼吸频率、节律、形态，有无呼吸困难。

6. 测量血压。

（1）根据患者病情，护士协助患者取坐位或仰卧位。

（2）患者露出测量部位。

护士让患者卷袖、露臂、手掌向上、肘部稍弯曲（保持肱动脉与心脏同一水平，坐位平第四肋、卧位平腋中线；避免衣袖过紧影响血流），从而露出测量部位。

（3）检查血压计。

护士打开血压计，垂直放妥血压计后开启水银槽开关，检查汞柱是否在零刻度以下。

（4）缠袖带。

护士驱尽袖带内气体，将袖带平整缠于患者上臂中段，下缘距患者肘窝 2~3 cm，松紧以能伸入一指为宜。

（5）护士将听诊器胸件放于肱动脉搏动明显处，避免听诊器胸件塞于袖带下。

（6）充气。

护士用一只手固定听诊器胸件，用另一只手握加压气球，关气门，充气至肱动脉搏动音消失、水银柱升高 20~30 mmHg，避免充气过快过猛。

（7）放气。

护士缓慢放气，使水银柱以 4 mmHg/s 匀速下降。护士的视线应与水银柱所指刻度保持同一水平。

（8）听诊动脉搏动声音。

第一声搏动音为收缩压，搏动音消失为舒张压，注意水银柱刻度。

（9）协助患者整理衣被，整理血压计。

测量完毕，护士解下患者袖带，排尽气体，关气门，将血压计向右倾斜45度，关闭水银槽开关。

7. 记录血压、体温。

护士取出体温计，用消毒纱布擦拭体温计，准确读数；记录血压、体温；评估体温是否与病情相符，如有异常应及时处理。

8. 整理用物、洗手。

护士浸泡体温计，洗手，将测量值准确绘制在体温单上或录入系统自动生成的电子体温单。

【健康指导】

1. 护士向患者及其家属介绍生命体征测量的目的、意义、注意事项。

2. 护士告知患者生命体征的正常值。

3. 护士教会患者及其家属对体温的动态观察，提供体温过高、体温过低的护理指导。

4. 护士指导患者采用合理的生活方式提高自我保健能力。

【注意事项】

1. 避免影响测温的因素，如进食、饮水、吸烟、面颊部冷热敷、沐浴、坐浴、灌肠、腋窝局部冷热敷等。受以上因素影响的患者须30分钟后方可测量生命体征。

2. 护士应合理选择测量部位。精神异常者、昏迷者、婴幼儿、呼吸困难者及不能合作者，均不宜口腔测温。腋下有创伤、炎症或做过手术者，腋下出汗较多者，肩关节受伤或过度消瘦不易夹紧体温计者，均不宜腋窝测量体温。腹泻者、做过直肠或肛门手术者、心肌梗死者，不宜直肠测温。

3. 为婴幼儿、意识不清或不合作的患者测体温时，应设专人守护，防止出现意外。

4. 如患者不慎咬破水银温度计，护士应立即清除其口腔内玻璃碎片，以免损伤患者口腔和食管黏膜，再让患者口服蛋清或牛奶，以延缓汞的吸收。若病情允许，护士还可让患者食用富含粗纤维的食物，以促进汞的排出。

5. 发现体温与病情不相符时，护士应在病床旁监测，必要时做对照复测。

6. 勿用拇指诊脉，因拇指小动脉的搏动较强，易与患者的脉搏混淆。

7. 对于异常脉搏，护士应测量 1 分钟；脉搏细弱难以触诊时，护士应测心尖冲动 1 分钟。

8. 由于呼吸的频率会受患者意识的影响，因而在测量前不必告诉患者，在测量过程中不让患者察觉。

9. 定期检测、校对血压计。

测量前，护士应检查血压计：玻璃管无裂损，刻度清晰，加压气球和橡胶管无老化、不漏气，袖带宽窄合适，水银充足、无断裂。测量前，护士应检查听诊器：橡胶管无老化、衔接紧密，听诊器传导正常。

10. 发现血压听不清或异常时，护士应重测。重测时，护士需待水银柱降至零点，稍等片刻后再测量。必要时，护士需做双侧对照。

【评价】

1. 患者及其家属理解生命体征测量的目的，能主动配合。

2. 用物备齐，操作方法和步骤正确，操作熟练，操作过程沟通有效。

3. 达到预期护理的目的。

【图示】

生命体征测量的用物准备如图 13-1 所示，腋温测量如图 13-2 所示，呼吸、脉搏测量如图 13-3 所示，血压测量如图 13-4 所示。

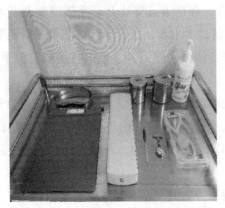

图 13-1　生命体征测量的用物准备

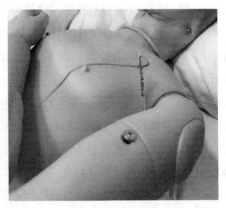

图 13-2　腋温测量

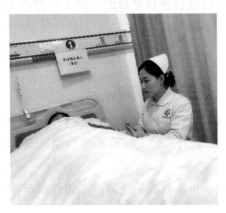

图 13-3　呼吸、脉搏测量

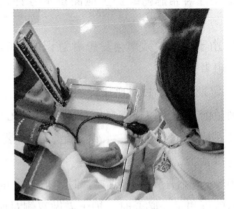

图 13-4　血压测量

实训十四 鼻饲法

【目的】

1. 掌握鼻饲插管的方法。

2. 掌握检查胃管在胃内的三种方法。

3. 熟悉鼻饲术的适应证。

4. 了解鼻饲法插管的注意事项。

【评估】

1. 患者意识状态、活动能力、营养状态情况，有无咀嚼、吞咽困难。

2. 鼻腔黏膜有无肿胀、炎症、出血，有无鼻中隔偏曲、鼻息肉、活动义齿，有无食管疾病。

3. 患者对自身疾病、营养知识的认知情况，对鼻饲的目的及注意事项是否了解。

【准备】

1. 护士准备：着装整洁，洗手，戴口罩。

2. 患者准备：患者了解鼻饲的目的、操作过程及需配合的事项；能自理的患者清洗自己的口鼻部。

3. 环境准备：屏风遮挡，请无关人员回避，保持合适的室温。

4. 用物（治疗巾外）准备见表 14-1，用物（治疗巾内）准备见表 14-2。

表 14-1 用物（治疗巾外）准备

用物（治疗巾外）	数量
（1）治疗车	1 辆
（2）治疗盘	1 个
（3）治疗巾	2 张
（4）医嘱本	1 个
（5）手电筒	1 个
（6）棉签	1 包

表14-1(续)

用物（治疗巾外）	数量
（7）液状石蜡	1瓶
（8）PE手套	1副
（9）听诊器	1副
（10）胶布	1卷
（11）橡胶圈	1根
（12）别针	1个
（13）管道标识贴	1个
（14）弯盘	1个
（15）医疗垃圾桶	1个
（16）生活垃圾桶	1个
（17）免洗手消毒液	1瓶

表 14-2　用物（治疗巾内）准备

用物（治疗巾内）	数量
（1）治疗碗	2个
（2）胃管	1根
（3）纱布	2张
（4）50 ml 空针	1个
（5）鼻饲流食	适量
（6）温开水	适量
（7）镊子	1把

【步骤】

1. 核对、解释。

护士备齐用物，携用物至患者床旁。根据医嘱，护士核对患者的床号、姓名、腕带，向患者解释操作的目的、过程及配合方法。

2. 安置卧位。

护士询问患者是否需要用便器和隔帘。根据病情，护士协助患者取半卧位或坐位；无法坐起者取右侧卧位，自然伸直头颈部；昏迷者取去枕仰卧位。有义齿者，护士取下其义齿并妥善放置。

3. 铺巾置盘。

护士将治疗巾围于患者颌下，并将弯盘置于患者嘴角旁，将餐巾纸放在便于取用处。

4. 备胶布。

护士根据需要备短胶布一条、长胶布两条，并将它们放于适当处。胶布用于固定胃管。

5. 选择、清洁鼻腔。

护士观察患者鼻腔，选择通畅的一侧，用棉签蘸取温开水清洁鼻腔。

6. 测量胃管长度并做标记。

（1）成人。

护士用自前额发际至剑突的距离或者自鼻尖经耳垂至剑突的距离来确认插入长度。一般情况下，成人的插入长度为 45~55 cm，护士应根据患者身高等确定插入长度。为防止反流、误吸或需经胃管注入刺激性药物时，插管长度应在 55 cm 以上。护士用短胶布做标记（有刻度的胃管，只需记住相应刻度即可）。

（2）儿童。

护士用自眉间至剑突与脐中点的距离来确认插入长度。一般情况下，儿童的插入长度为 14~18 cm。

7. 润滑胃管。

护士倒少许液状石蜡于纱布上，或用棉签蘸取液状石蜡润滑胃管前端。

8. 插胃管。

（1）清醒患者插管。

护士用左手托住胃管末端，用右手拿镊子夹持胃管前端，沿选定侧鼻孔先稍向上平行，再向下缓缓插入；插入 10~15 cm（咽喉部）时，嘱咐患者做吞咽动作，同时顺势将胃管轻轻插入。

（2）昏迷患者插管。

插管前，护士先去枕并使患者头朝后仰。当胃管插入约 15 cm 时，护士用左手将患者头部托起，使其下颌靠近胸骨柄，将胃管沿后壁滑行缓慢插入至预定长度。

9. 观察处理。

（1）患者出现剧烈恶心、呕吐时，护士可暂停插入，嘱咐其深呼吸或张口呼吸。

（2）患者出现咳嗽、呼吸困难或面色发绀等现象，表明胃管误入气管。此时，护士应立即停止插入并撤出胃管，待患者休息片刻再重新插入胃管。

（3）在插入过程中，如遇到阻力，护士可将胃管抽回一小段，再小心插入。

10. 确定胃管在胃内。

（1）护士用注射器抽吸胃内容物。

（2）护士向胃管内注入 10 ml 空气，置听诊器在患者左上腹胃部，听气过水声。

(3) 护士将胃管末端置于盛水治疗碗内，无气泡溢出。

11. 固定胃管。

护士用胶布将胃管固定在患者鼻翼和面颊部。

12. 鼻饲喂食。

(1) 护士确定胃管在胃内，接注射器于胃管末端，注入少量温开水。

(2) 护士遵医嘱缓慢灌入鼻饲液或药物。

(3) 每次用注射器抽吸鼻饲液时，护士应折返胃管末端；在灌注前，护士应排尽注射器内的空气。

(4) 鼻饲完毕，护士再次注入少量温开水。

(5) 护士反折胃管末端或关闭胃管末端管盖并用纱布包好，用别针将其固定于大单、枕旁或患者衣领处。

(6) 护士清洗注射器，并将其放入治疗盘内，盖好备用。

13. 操作后处理。

护士帮患者清洁口腔、鼻腔；整理用物、床单位；嘱咐患者维持原卧位 20~30 分钟；洗手并记录鼻饲液种类、量，插管时间，患者反应，胃潴留情况。

14. 拔管。

(1) 护士携用物至床旁，按第一个步骤核对、解释。

(2) 护士铺治疗巾，置弯盘于患者颌下，夹紧胃管末端置于弯盘，揭去固定的胶布。

(3) 护士戴手套，用纱布包裹近鼻孔处胃管，嘱咐患者深呼吸，在患者呼气时拔管，边拔边用纱布擦拭胃管，到咽喉处快速拔出。

(4) 护士用纱布包裹胃管置于弯盘后移除弯盘。

(5) 护士清洁患者口、鼻、面部，擦去胶布痕迹，协助患者漱口。

(6) 护士脱手套，协助患者取舒适卧位，整理床单位，清理用物。

(7) 护士洗手并记录拔管时间、患者反应。

【健康指导】

1. 护士向患者及其家属介绍鼻饲法的目的、意义、注意事项。

2. 护士教会患者在插鼻饲管过程中的配合方法。

3. 护士注意保持管道的安全与通畅，使患者舒适。

4. 通过鼻饲管道的食物，须经医护人员同意方可使用。

【注意事项】

1. 插管时，护士动作要轻柔，注意勿损伤患者鼻腔和食管黏膜。

2. 每次灌注前，护士应确定胃管在胃内方可喂食。每次鼻饲液量不超过 200 ml，间隔时间不少于2个小时；避免注入速度过快和注入空气；鼻饲液温度保持在38~42 ℃，新鲜果汁与乳汁应分别注入，防止产生凝块。

3. 用药前后，护士应用约30 ml温开水冲洗管道，将药片或药丸研碎、溶解后注入管道。

4. 长期鼻饲患者的口腔护理为每日2次。

5. 鼻饲用物每日更换消毒，橡胶管更换每周1次，硅胶管更换每月1次，聚氨酯管放置时间可达2个月。

6. 营养液应现配现用或放在4 ℃以下的冰箱保存，24小时内用完。

【评价】

1. 患者及其家属理解鼻饲的目的，能主动配合。

2. 护士操作熟练，操作过程无污染。

3. 达到预期诊疗目的。

【图示】

鼻饲的用物准备如图14-1所示，测量胃管长度如图14-2所示，插胃管如图14-3所示，注射器抽吸胃内容物如图14-4所示，听气过水声如图14-5所示，胃管末端无气泡逸出如图14-6所示。

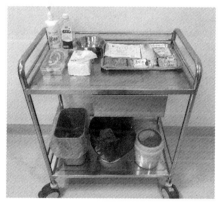

图 14-1　鼻饲的用物准备

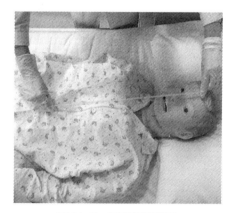

图 14-2　测量胃管长度

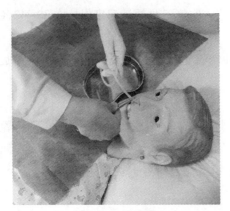

图 14-3　插胃管

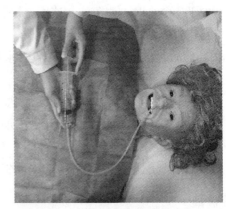

图 14-4　注射器抽吸胃内容物

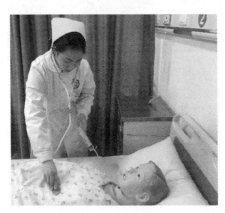

图 14-5　听气过水声

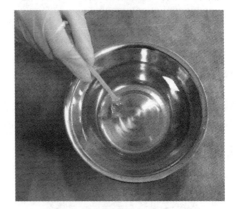

图 14-6　胃管末端无气泡逸出

实训十五 一次性导尿术

【目的】

1. 掌握导尿时两次消毒和插导尿管的方法。

2. 熟悉一次性导尿的操作流程。

3. 熟悉一次性导尿的注意事项。

4. 熟悉一次性导尿（打包法）的用物准备。

5. 了解导尿的适应证。

【评估】

1. 患者的病情、临床诊断、治疗情况。

2. 患者的生命体征、心理状态、意识状态、生活自理能力、理解合作程度。

3. 患者的膀胱充盈度和会阴部情况。

【准备】

1. 护士准备：衣帽整洁，修剪指甲，洗手，戴口罩。

2. 患者准备：患者了解导尿的目的、操作过程及需配合的事项；能自理的患者自己清洗外阴；对于不能自理者，护士帮助其清洗外阴。

3. 环境准备：安静、整洁，光线充足，温度适宜，酌情关闭门窗，用屏风遮挡，请无关人员回避。

4. 用物准备见表15-1。

表 15-1 用物准备

用物	数量	用物	数量
（1）治疗车	1辆	（10）无菌外科手套	1副
（2）治疗盘	1个	（11）无菌导尿包	1套
（3）医嘱本	1个	①无菌包布	1张
（4）速干免洗消毒液	1瓶	②无菌治疗巾	1张
（5）治疗巾	1张	③孔巾	1张

表15-1(续)

用物	数量	用物	数量
（6）初次消毒用物	1套	④弯盘	1个
①弯盘	1个	⑤小药杯	2个
②PE手套	1副	⑥干棉球	6个
③治疗碗	1个	⑦单腔尿管	1根
④干棉球	10个	⑧小号平镊	1把
⑤小号平镊	1把	⑨小号血管钳	1把
⑥纱布	1块	⑩纱布	1块
（7）泡镊筒	1个	（11）便盆	1个
（8）无菌持物钳	1把	（12）便盆巾	1张
（9）碘伏消毒液（30 ml）	1瓶	（13）垃圾桶	2个

【步骤】

1. 核对、解释。

护士核对患者的床号、姓名（确认患者），向患者解释操作的目的和方法。

2. 安置卧位。

护士协助患者取屈膝仰卧位，脱去患者对侧裤腿并将它盖于近侧腿上，用盖被遮盖对侧下肢，垫小橡胶单、治疗巾（或一次性尿垫）于患者臀下（保护床单不被污染）。

3. 消毒、插导尿管。

（1）护士将初次消毒的用物置于患者两腿之间，一只手戴手套，另一只手持血管钳夹消毒液棉球进行初次消毒。

①对于女患者，操作步骤如下：

护士先消毒患者的阴阜、对侧大阴唇、近侧大阴唇，再用戴手套的手分开大阴唇后消毒对侧小阴唇、近侧小阴唇、尿道口（初次消毒原则为由外向内、由上向下；每个棉球限用1次，不可来回涂擦；用血管钳夹取棉球时不可露出钳端）。

②对于男患者，操作步骤如下：

护士先消毒患者的阴阜、阴茎、阴囊，再用纱布包裹阴茎后将包皮向后推，旋转擦拭消毒尿道口、龟头、冠状沟（自阴茎根部向尿道口消毒；龟头和冠状沟易藏污垢，应彻底消毒）。

（2）消毒完毕，护士脱下污手套，置弯盘和治疗碗于治疗车下层医疗垃圾桶内。

（3）护士打开导尿包，戴无菌手套，铺无菌孔巾于患者会阴部。孔巾中央须对着尿道口，孔巾下接内层包布，形成连续无菌区。护士嘱咐患者勿移动肢体，避免跨越污染无菌区。

（4）护士按操作顺序摆放物品，用润滑剂棉球润滑导尿管前段。

（5）再次消毒。

①对于女患者，操作步骤如下：

护士以左手拇指、食指分开患者大阴唇，用右手持血管钳夹消毒液棉球对尿道口、对侧小阴唇、近侧小阴唇进行再次消毒。消毒尿道口时，护士应稍停片刻，以增强消毒效果。消毒完毕，护士仍用左手固定小阴唇。再次消毒原则为由内向外再向内、由上向下。继续固定小阴唇，可避免尿道口污染，又可充分暴露尿道口，便于插管。

②对于男患者，操作步骤如下：

护士用纱布包裹患者阴茎将包皮向后推，暴露尿道口，以尿道口为中心螺旋向外向下消毒龟头、冠状沟。

（6）插导尿管。

①对于女患者，操作步骤如下：

护士嘱咐患者张口呼吸，右手持血管钳夹住患者尿管头端，对准尿道口，轻轻插入尿道 4~6 cm，见尿再插入 1 cm（张口呼吸可使患者腹肌和尿道括约肌松弛，有助于插管）。插管时，护士应动作轻柔，避免损伤尿道黏膜。若插入 4~6 cm 后无尿，护士需鉴别是否误入阴道。老年女性患者尿道回缩，护士在插管时应仔细辨认，避免误入阴道。

②对于男患者，操作步骤如下：

护士提起阴茎，使它与腹壁呈 60 度角，并嘱咐患者张口呼吸，用镊子夹取导尿管对准尿道口轻轻插入 20~22 cm，见尿液流出再插入 1~2 cm（阴茎上提时，护士应使耻骨前弯消失，以便插管；若插导尿管时，遇有阻力，护士可稍待片刻，嘱咐患者张口做深呼吸，再缓慢插入）。

4. 拔管。

引流尿液后，护士轻轻拔出导尿管，撤去孔巾，擦净外阴，脱去手套。

5. 操作后处理。

护士协助患者穿裤并取舒适卧位；整理床单位；清理用物；洗手，记录；将尿标本送检。护士应记录导尿时间、尿量、患者反应等，并将标本及时送检，避免污染。

【健康指导】

1. 护士向患者及其家属介绍一次性导尿的目的、意义、注意事项。

2. 护士教会患者在导尿过程中的配合方法，降低污染的概率。

3. 护士根据患者的疾病介绍相关知识。

【注意事项】

1. 护士严格执行查对制度和无菌操作原则，防止医源性感染。

2. 护士注意保护患者自尊和隐私，耐心解释。

3. 消毒外阴和尿道口的棉球每个限用一次，禁止来回涂擦。

4. 为女患者导尿时，如导尿管误入阴道，护士应换管重新插入。

5. 护士应选择光滑和粗细适宜的导尿管。插入、拔出导尿管时，动作要轻、慢、稳，切勿用力过重，以免损伤患者尿道黏膜。

6. 对膀胱高度膨胀且极度虚弱的患者，第一次放尿不应超过 1 000 ml。大量放尿会使患者腹内压突然降低，使血液大量滞留在患者腹部血管内，导致患者血压下降而虚脱；还会因为膀胱内突然降压，引起患者黏膜急剧充血而发生血尿。

【评价】

1. 患者生命体征平稳，暴露少，未感不舒适；护士顺利完成导尿术。

2. 用物备齐，操作方法和步骤正确，操作熟练。

3. 护士无菌观念强，操作过程无污染。

4. 在操作过程中，护士注意观察、询问患者的反应，关心、保护患者。

【图示】

一次性导尿的用物准备如图 15-1 所示，整理导尿包内用物如图 15-2 所示，女患者插导尿管如图 15-3 所示，男患者插导尿管如图 15-4 所示。

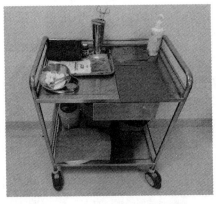

图 15-1　一次性导尿的用物准备

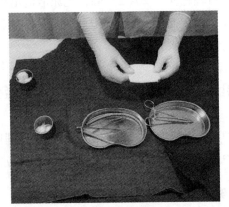

图 15-2　整理导尿包内用物

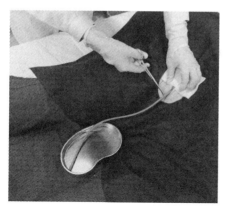

图 15-3 女患者插导尿管

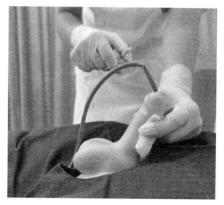

图 15-4 男患者插导尿管

实训十六　留置导尿术

【目的】

1. 掌握留置导尿与一次性导尿的用物区别。

2. 掌握留置导尿与一次性导尿的操作区别。

3. 熟悉留置导尿的操作流程。

4. 熟悉留置导尿的健康教育。

5. 了解留置导尿的适应证。

【评估】

1. 患者的病情、临床诊断、治疗情况。

2. 患者的生命体征、心理状态、意识状态、生活自理能力、理解合作程度。

3. 患者的膀胱充盈度和会阴部皮肤黏膜情况。

【准备】

1. 护士准备：衣帽整洁，修剪指甲，洗手，戴口罩。

2. 患者准备：患者了解导尿的目的、操作过程及需配合的事项；能自理的患者自己清洗外阴；对于不能自理者，护士帮助其清洗外阴。

3. 环境准备：安静、整洁，光线充足，温度适宜，酌情关闭门窗，用屏风遮挡，请无关人员回避。

4. 用物准备见表 16-1。

表 16-1　用物准备

用物	数量	用物	数量
（1）免洗手消毒液	1 瓶	（9）再次消毒及导尿用物	1 套
（2）治疗巾	1 张	①手套	1 副
（3）弯盘	1 个	②孔巾	1 张
（4）便盆	1 个	③弯盘	1 个
（5）便盆巾	1 张	④气囊导尿管	1 根

表16-1(续)

用物	数量	用物	数量
(6)生活垃圾桶	1个	⑤消毒液棉球袋	1袋
(7)医疗垃圾桶	1个	⑥镊子	2把
(8)初次消毒用物	1套	⑦含10 ml无菌液注射器	1个
①小方盘	1个	⑧润滑油棉球袋	1个
②消毒液棉球袋	1个	⑨标本瓶	1个
③镊子	1把	⑩纱布	1块
④纱布	1张	⑪集尿袋	1个
⑤手套	1副	⑫方盘	1个
		⑬外包治疗巾	1张

注：一次性导尿包内含初次消毒用物、再次消毒及导尿用物。

【步骤】

1. 核对、解释。

护士携用物至患者床旁，核对患者床号、姓名、腕带，向患者解释操作的目的和方法。

2. 安置卧位。

护士移床旁椅至操作同侧的床尾；松开床尾盖被，帮助患者脱去对侧裤腿并将其盖在近侧腿部，用盖被遮盖对侧腿；协助患者取屈膝仰卧位，让患者两腿略外展，暴露外阴。

3. 垫巾。

护士将治疗巾垫于患者臀下，将弯盘置于近外阴处（保证操作的无菌性，预防感染的发生）。

4. 打开一次性导尿包。

护士消毒双手，进行核对检查，打开导尿包外层，取出初次消毒用物；一只手戴上手套，将消毒液棉球倒入小方盘内。

5. 根据男、女患者尿道的解剖特点进行消毒、导尿。

（1）对于女患者，操作步骤如下：

①初次消毒。

护士用一只手持镊子夹取消毒液棉球对阴阜、对侧大阴唇、近侧大阴唇消毒；用另一只戴手套的手分开大阴唇，消毒对侧小阴唇、近侧小阴唇、尿道口；将污棉球置弯盘内。消毒完毕，护士脱下手套并将手套置弯盘内，将弯盘和小方盘移至治疗车下层。

②打开导尿包内层。

护士用免洗手消毒液消毒双手后，将导尿包放在患者两腿之间，按无菌技术操作原则打开导尿包内层。

③戴无菌手套，铺孔巾。

护士取出无菌手套，按无菌技术操作原则戴好无菌手套，取出孔巾，将孔巾铺在患者的外阴处并暴露患者的会阴部。

④整理用物，润滑尿管。

护士按操作顺序整理好用物，取出导尿管，用润滑液棉球润滑导尿管前段，根据需要将导尿管和集尿袋的引流管连接，取消毒液棉球放于弯盘内。

⑤再次消毒。

护士将弯盘置于外阴处，用一只手分开并固定小阴唇，用另一只手持镊子夹取消毒液棉球，分别对尿道口、对侧小阴唇、近侧小阴唇、尿道口进行消毒。污棉球、弯盘、镊子放床尾弯盘内。再次消毒顺序是由内向外再向内、自上而下。每个棉球限用一次，避免已消毒的部位被污染。消毒尿道口时，护士应稍停片刻，以充分发挥消毒液的消毒效果。

⑥插导尿管。

护士将方盘置于孔巾旁，嘱咐患者张口呼吸，用另一把镊子夹持导尿管，并对准尿道口轻轻插入尿道 4~6 cm，见尿液流出再插入 7~10 cm（张口呼吸可使患者肌肉和尿道括约肌松弛，有助于插管）。插管时，护士动作要轻柔，避免损伤患者尿道黏膜。

（2）对于男患者，操作步骤如下：

①初步消毒。

护士一手持镊子夹取消毒液棉球进行初次消毒。消毒顺序依次为阴阜、阴茎、阴囊。护士用另一只戴手套的手取无菌纱布包住阴茎并将包皮向后推，暴露尿道口，自尿道口向外向后旋转擦拭尿道口、龟头及冠状沟。污棉球、纱布置弯盘内。消毒完毕，护士将小方盘、弯盘移至床尾，脱下手套。护士应自阴茎根部向尿道口消毒。包皮和冠状沟易藏污垢，护士应注意仔细擦拭，预防感染。

②打开导尿包上层。

护士用免洗手消毒液消毒双手后，将导尿包放在患者两腿之间，按无菌技术操作原则打开导尿包上层。护士应嘱咐患者勿动肢体，避免污染无菌区域。

③戴无菌手套，铺孔巾。

护士取出无菌手套，按无菌技术操作原则戴好无菌手套，取出孔巾，将孔巾铺在患者的外阴处并暴露阴茎。孔巾和治疗巾内层形成连续无菌区，有利于扩大无菌区域，并利于无菌操作，避免污染。

④整理用物，润滑尿管。

护士按操作顺序整理好用物，取出导尿管，用润滑液棉球润滑导尿管前段，根据需要将集尿袋和导尿管连接，并将其放于方盘内，取消毒液棉球放于弯盘内。润滑尿管可减轻尿管对黏膜的刺激和插管时的阻力。

⑤再次消毒。

护士将弯盘移至近外阴处，用一只手拿纱布包住患者阴茎并将包皮向后推，暴露尿道口；用另一只手持镊子夹消毒液棉球再次消毒尿道口、龟头、冠状沟。污棉球、镊子放床尾弯盘内。

⑥导尿。

护士用一只手继续持无菌纱布固定阴茎并提起使之与腹壁成 60 度角（使耻骨前弯消失，利于插管），将方盘置于孔巾旁，嘱咐患者张口呼吸；用另一只镊子夹持导尿管对准尿道口轻轻插入尿道 20～22 cm（插管时，动作要轻柔，切忌用力过快过猛而损伤患者尿道黏膜），见尿液后再插入 7～10 cm，并将尿液引入集尿袋内。

6. 固定。

护士根据导尿管上注明的气囊容积向气囊注入等量的无菌溶液。轻拉导尿管有阻力感，即证实导尿管固定于膀胱内。护士夹闭引流管，撤下孔巾，擦净外阴，用安全别针将集尿袋的引流管固定在床单上，将集尿袋固定于床沿下，开放导尿管。

7. 操作后处理。

护士整理导尿用物，脱去手套，用患者臀下的治疗巾外层裹住所有用物，并将它们弃于医用垃圾桶内；协助患者穿好裤子，取舒适卧位，整理床单位；洗手，记录。

【健康指导】

1. 护士向患者及其家属解释留置导尿的目的和护理方法，并鼓励他们主动参与护理。

2. 护士向患者及其家属说明摄取足够的水分和进行适当的活动对预防泌尿道感染的重要性。尿量每天应维持在 200 ml 以上，从而达到自然冲洗尿道的目的，以降低尿道感染的概率，同时也可预防尿结石的形成。

3. 注意保持引流通畅，避免导尿管受压、扭曲、堵塞等导致的泌尿系统感染。

4. 在患者离床活动时，护士应将导尿管远端固定在患者大腿上，以防导尿管脱出。集尿袋的高度不得超过膀胱的高度并避免挤压，防止尿液反流，导致感染的发生。

【注意事项】

同一次性导尿术。

【评价】

同一次性导尿术。

【图示】

留置导尿的用物准备如图 16-1 所示，球囊充气固定尿管如图 16-2 所示，尿管固定于女患者腿下如图 16-3 所示，集尿袋固定于床沿如图 16-4 所示。

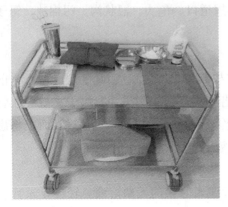

图 16-1　留置导尿的用物准备

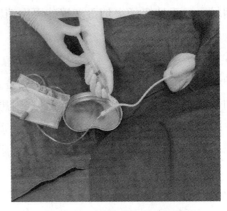

图 16-2　球囊充气固定尿管

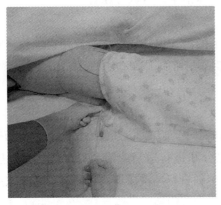

图 16-3　尿管固定于女患者腿下

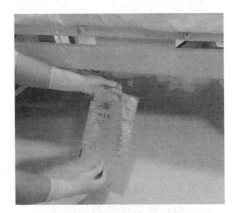

图 16-4　集尿袋固定于床沿

实训十七 灌肠法

【目的】

1. 掌握大量不保留灌肠流程。

2. 熟悉灌肠的注意事项。

3. 了解大量不保留灌肠、小量不保留灌肠、保留灌肠的区别。

【评估】

1. 患者的年龄、病情、临床诊断。

2. 患者的意识状态、生命体征、心理状况。

3. 患者的排便情况、肛周皮肤黏膜情况，患者有无痔疮和肛裂等疾病。

4. 患者对灌肠的理解配合程度。

【准备】

1. 护士准备：衣帽整洁，修剪指甲，洗手，戴口罩。

2. 患者准备：患者了解灌肠的目的、操作过程及需配合的事项；灌肠前，患者须排尿。

3. 环境准备：安静、整洁，光线充足，温度适宜，酌情关闭门窗，用屏风遮挡，请无关人员回避。

4. 用物准备见表17-1。

表 17-1 用物准备

用物	数量	用物	数量
（1）治疗车	1 辆	（10）便盆	1 个
（2）治疗盘	1 个	（11）便盆巾	1 张
（3）医嘱本	1 个	（12）0.1%～0.2%肥皂液	500 ml
（4）速干免洗消毒液	1 瓶	（13）液状石蜡	1 瓶
（5）治疗巾	1 张	（14）棉签	1 包
（6）一次性灌洗袋	1 个	（15）水温计	1 个

表17-1(续)

用物	数量	用物	数量
(7) 口罩	1个	(16) 卫生纸	1包
(8) PE手套	1副	(17) 弯盘	1个
(9) 垃圾桶	2个		

【步骤】

1. 核对、解释。

护士核对患者的床号、姓名,并核对医嘱,向患者解释操作的目的和方法。

2. 测量温度。

灌肠时,溶液温度为39~41 ℃;降温时,溶液温度为28~32 ℃。对中暑患者,护士用4 ℃生理盐水进行灌肠。

3. 检查、挂液。

护士应检查一次性肠道冲洗袋是否在有效期内,包装是否完好。护士打开一次性肠道冲洗袋,关闭调节阀,倒入灌肠液。成人每次用量为500~1 000 ml,老年人每次用量为500~800 ml,小儿每次用量为200~500 ml。

4. 排气。

护士调节输液架高度,挂灌肠袋于输液架上,液面距肛门40~60 cm。护士打开调节阀,倒置茂菲氏滴管,折叠滴管根部,挤压滴管使液体流入滴管内,待液面达滴管1/2~2/3时关闭调节阀,将肛管置于输液架上。

5. 安置卧位。

护士协助患者取左侧卧位,双膝屈曲,身体移至床边;并协助患者脱裤至膝部。(护士可借助重力作用使溶液顺利流入。根据肠道的解剖位置,护士应保持一定的灌注压力和速度。)

6. 垫巾、置盘。

护士将小橡胶单和治疗巾垫于患者臀下,将弯盘置于患者肛门处。

7. 润滑、再次排气。

护士洗手,戴手套;取棉签蘸取适量液状石蜡,润滑肛管前端;排出管内剩余气体后关闭调节阀。

8. 插管。

护士用一只手持卫生纸分开患者臀部,暴露肛门,嘱咐其深呼吸;用另一只手持肛管轻轻插入肛门7~10 cm(如插管受阻,可退出少许,旋转后缓缓插入直肠7~10 cm;小儿插管深度为4~7 cm)。

9. 灌液。

护士将肛管固定，松开调节器，使灌肠液缓缓流入。如患者感觉腹胀或有便意，护士可嘱咐其张口深呼吸，并降低灌肠袋高度或关闭调节器片刻，以减轻患者的不适感。

10. 观察。

护士应观察灌肠液的灌入情况（液面下降过慢或停止下降，可能是因为肛管前端堵塞。此时，护士可移动或挤捏肛管）和患者情况（如患者出现面色苍白、大汗、腹痛、心慌、气促、脉搏加快等症状，护士应立即停止灌肠，通知医师并配合处理）。

11. 拔管。

待灌肠液即将流尽时，护士应关闭调节器，用卫生纸包裹肛管并拔出，擦净肛门，取下肠道冲洗袋并将其置于医疗垃圾桶内。

12. 保留溶液。

护士协助患者穿好衣裤，嘱咐患者平卧，尽可能保留 5~10 分钟后排便（对于不能下床的患者，护士应将便盆、卫生纸、呼叫器置于易取处）。

13. 操作后处理。

护士整理床单位，清理用物；洗手，记录（"灌肠后大便 1 次"的记录方式为 1/E）。

【健康指导】

1. 护士向患者及其家属介绍大量不保留灌肠的目的及注意事项。
2. 护士教会患者在灌肠过程中的配合方法，以减轻其不适感。
3. 护士根据患者的疾病介绍相关知识。

【注意事项】

1. 急腹症患者、消化道出血患者、妊娠患者、严重心血管疾病患者等不宜灌肠。
2. 伤寒患者灌肠，溶液不得超过 500 ml，压力要低（液面距肛门不超过 30 cm）。
3. 为肝昏迷患者灌肠时，禁用肥皂水，以减少氨的产生和吸收；为充血性心力衰竭和水钠潴留患者灌肠时，禁用 0.9% 氯化钠溶液。
4. 护士应掌握灌肠的温度、浓度、流速、压力和灌肠液量。在操作时，患者如有腹胀或便意，护士应嘱咐患者张口深呼吸，以减轻不适感。

【评价】

1. 患者生命体征平稳，暴露少，无明显不适感；护士顺利完成灌肠。
2. 用物备齐，操作方法和步骤正确，操作熟练。
3. 在操作过程中，护士注意观察、询问患者的反应，关心、保护患者。

【图示】

灌肠的用物准备如图 17-1 所示，测温如图 17-2 所示，排气如图 17-3 所示，灌液如图 17-4 所示。

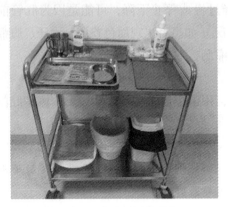

图 17-1　灌肠的用物准备

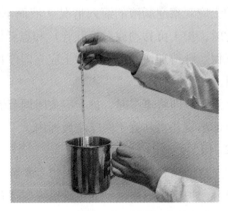

图 17-2　测温

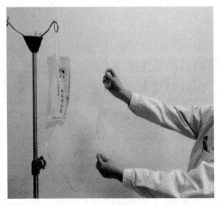

图 17-3　排气

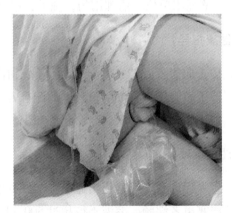

图 17-4　灌液

实训十八 抽吸药液法

【目的】

1. 掌握自安瓿内抽吸药液的方法。
2. 掌握自密封瓶抽吸药液的方法。
3. 熟悉抽吸药液过程中如何贯彻无菌原则、查对制度。
4. 了解抽吸药液过程中如何预防针刺伤。

【评估】

环境是否符合操作要求。

【准备】

1. 护士准备：衣帽整洁，修剪指甲，洗手，戴口罩。
2. 环境准备：安静、整洁，有足够的照明。
3. 用物准备见表18-1。

表 18-1 用物准备

用物	数量	用物	数量
（1）免洗手消毒液	1瓶	（11）75%乙醇消毒液	1瓶
（2）口罩	1个	（12）密封小药瓶	1个
（3）小安瓿	1个	（13）生理盐水（100 ml）	1瓶
（4）大安瓿	1个	（14）注射器（10 ml）	1支
（5）碘伏消毒液	1瓶	（15）注射器（5 ml）	2支
（6）无菌棉签	1包	（16）医嘱本	1个
（7）无菌纱布	1包	（17）锐器桶	1个
（8）砂轮	1个	（18）生活垃圾桶	1个
（9）治疗盘	1个	（19）医疗垃圾桶	1个
（10）治疗巾	1张	（20）弯盘	1个

【步骤】

1. 自安瓿内抽吸药液。

（1）洗手，戴口罩，查对药物。

护士洗手，戴口罩；核对医嘱，仔细查对药液的名称、浓度、剂量、生产批号、有效期、药液的质量，确保无误。

（2）划痕。

护士用手指轻弹安瓿颈部，将安瓿尖和颈部的药液弹至体部；取砂轮、在安瓿颈部与体部之间划一道环形锯痕（安瓿颈部如有点标记则不划痕）。

（3）消毒。

护士取出棉签，蘸取适量2%碘酊自安瓿颈部螺旋形消毒至顶部，并用75%乙醇脱碘自安瓿颈部螺旋形消毒至顶部。

（4）折断安瓿。

护士用纱布包裹安瓿颈部，折断安瓿（对于有蓝点标记的安瓿，护士用纱布将其包裹，拇指按住蓝点将其折断），将折下的安瓿颈部置于弯盘中，并将纱布置于黄色垃圾桶内。

（5）抽吸药液。

①自小安瓿中抽吸药液。

a. 护士检查注射器，取出并接好针头，松动活塞。

b. 护士取下针帽，用一只手持注射器，用另一只手将安瓿夹于食指和中指之间。

c. 护士将针头斜面向下放入安瓿内的液面下。

d. 护士用夹有安瓿的手的拇指和无名指固定针筒，用另一只手拉动活塞柄抽吸药液（也可将安瓿倒转进行抽吸）。

e. 护士再次进行核对。

②自大安瓿中抽吸药液。

a. 护士检查注射器，取出并接好针头，松动活塞。

b. 护士取下针帽，用一只手持注射器，用另一只手的拇指和食指夹起大安瓿。

c. 护士将针头斜面向下放入安瓿内的液面下。

d. 护士用持安瓿手的其余三指固定针筒，用另一只手拉动活塞柄抽吸药液。

e. 护士再次进行核对。

（6）排尽空气。

护士用一只手持注射器，将针头垂直向上；用另一只手轻拉活塞柄，使针头中的药液倒流入注射器的针筒中，并使气体聚集于乳头口，然后轻推活塞，驱出气体，直至针尖排出第一滴药液。

（7）保持无菌。

护士将针帽套在针头上置于注射盘内备用，盖上治疗巾。

（8）整理用物，垃圾分类，洗手。

2. 自密封瓶内抽吸药液。

（1）查对。

护士核对医嘱，仔细查对药液的名称、浓度、剂量、生产批号、有效期、药液的质量（如药物为结晶或粉剂，还需以相同方法检查注射用水或专用溶媒）。

（2）去铝盖。

护士去除密封瓶铝盖的中心部分。

（3）消毒。

护士取出棉签，蘸取适量 0.5% 碘伏消毒液自铝盖中心向外螺旋形消毒瓶盖及瓶颈 2 次。

（4）抽吸药液。

①护士检查注射器，取出并接好针头，松动活塞。

②护士取下针帽，用一只手拿注射用水瓶，用另一只手持注射器向瓶内注入与所需注射用水等量的空气。

③护士倒转注射用水瓶，拉动活塞柄，抽吸所需用量的注射用水。

④护士用食指固定针栓并拔出针头，将注射用水注入密封瓶。

⑤护士待药物充分溶解后，用一只手倒转密封瓶并固定针筒，用另一只手拉动活塞柄抽吸所需用量的药液。

⑥护士用食指固定针栓拔出针头。

⑦护士再次进行核对。

（5）排尽空气。

护士用一只手持注射器，将针头垂直向上，并用食指固定真栓；用另一只手轻拉活塞柄，使针头中的药液倒流入注射器的针筒中，并使气体聚集于乳头口，轻推活塞柄，驱赶出气体，直至针尖排出第 1 滴药液。

（6）保持无菌。

护士将针帽套在针头上并将其置于注射盘内备用，盖上治疗巾。

（7）整理用物，垃圾分类，洗手。

【注意事项】

1. 护士严格执行无菌操作原则和查对制度。

2. 吸药时，护士应握住活塞柄，不可触及活塞体部，同时要保持针梗和针尖无菌。针栓不可深入安瓿内，以免污染药液。

3. 排气时，不可浪费药液，以免影响药量的准确性。

4. 护士应根据药液的性质吸取药液：混悬剂摇匀后立即吸取；结晶、粉剂药物可用无菌生理盐水、注射用水或专用溶媒充分溶解后吸取；油剂可稍加温（药液遇热易破坏者除外）后，用稍粗针头吸取。

5. 药液最好现用现抽吸，避免药液污染和效价降低。

6. 吸尽药液的空安瓿或密封瓶要暂时保留，以便核对。

【评价】

（1）护士无菌操作，认真查对。

（2）抽吸药液的程序正确，操作规范，手法正确，药量准确。

【图示】

抽吸药液的用物准备如图 18-1 所示，自小安瓿内抽药如图 18-2 所示，自大安瓿内抽药如图 18-3 所示，自密封瓶内抽药如图 18-4 所示。

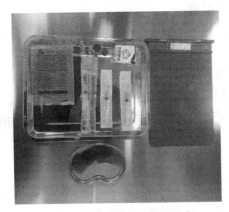

图 18-1　抽吸药液的用物准备

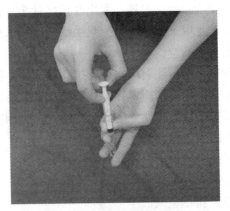

图 18-2　自小安瓿内抽药

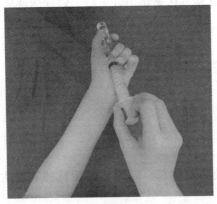

图 18-3　自大安瓿内抽药

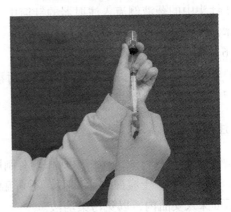

图 18-4　自密封瓶内抽药

实训十九　皮试液配置

【目的】

1. 掌握皮试液配置的方法。
2. 掌握密封瓶抽吸药液的方法。

【评估】

1. 患者的病情、治疗情况、意识状态、用药史、过敏史和家族史。
2. 患者的心理状态、理解合作程度。
3. 患者的肢体活动能力、注射部位的皮肤状况。
4. 环境是否符合操作要求。

【准备】

1. 护士准备：衣帽整洁，修剪指甲，洗手，戴口罩。
2. 环境准备：安静、清洁，有足够的照明。
3. 用物准备见表 19-1。

表 19-1　用物准备

用物	数量	用物	数量
（1）操作台	1 张	（9）生理盐水	1 瓶
（2）治疗盘	1 个	（10）1 ml 注射器	1 支
（3）治疗巾	1 张	（11）10 ml 注射器	1 支
（4）弯盘	1 个	（12）免洗手消毒液	1 瓶
（5）头孢菌素	1 瓶	（13）医疗垃圾桶	1 个
（6）0.5% 碘伏消毒液	1 瓶	（14）生活垃圾桶	1 个
（7）棉签	1 包	（15）锐器桶	1 个
（8）开瓶器	1 个		

【步骤】

1. 备药、查对。

护士备头孢菌素（0.5 克/瓶），目标配制浓度为 500 ug/ml。护士仔细查对药物的名称、浓度、剂量、生产批号、失效期及质量。

2. 消毒药物瓶口。

护士取头孢菌素密封瓶，用开瓶器去除铝盖的中心部分，取出棉签蘸取适量消毒液自密封瓶中心向外螺旋形消毒瓶盖及瓶颈。

3. 消毒生理盐水瓶口。

护士取无菌生理盐水，拉开塑胶拉环，用 0.5% 碘伏消毒液自瓶盖中心向外螺旋形消毒瓶盖及瓶颈。

4. 配皮试液（"抽三推二"）。

（1）护士检查 10 ml 注射器，将其取出并接好针头，松动并取下针帽，抽吸 2 ml 生理盐水并将它注入头孢菌素密封瓶中，摇匀（制成 A 液，浓度为 250 mg/ml）。

（2）护士检查 1 ml 注射器，取出针身（含活塞的针筒部分）；取下密封瓶连接的 10 ml 注射器的针身（自针栓处）并将它弃于医疗垃圾桶内；将 1 ml 注射器针身连接到密封瓶针头上；拉动活塞抽吸密封瓶内 A 液 0.2 ml，再抽吸生理盐水至 1 ml，摇匀（制成 B 液，浓度为 50 mg/ml）。

（3）护士弃去 0.9 ml，抽吸生理盐水至 1 ml，摇匀（制成 C 液，浓度为 5 mg/ml）。

（4）护士弃去 0.9 ml，抽吸生理盐水至 1 ml，得到所需的 500 ug/ml 皮试液。

5. 保持无菌。

护士套上针帽，将注射器置于注射盘内，盖上治疗巾。

6. 整理用物，垃圾分类，洗手。

【注意事项】

护士严格执行查对制度和无菌操作原则。

【评价】

1. 用物备齐，操作方法和步骤正确。
2. 护士无菌观念强，配皮试液过程无污染。

【图示】

皮试液配置的用物准备如图 19-1 所示，密封瓶消毒如图 19-2 所示，抽吸药液如图 19-3 所示，双手回套针帽如图 19-4 所示。

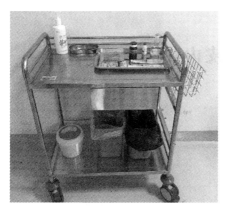

图 19-1 皮试液配置的用物准备

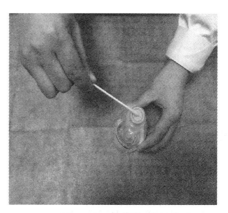

图 19-2 密封瓶消毒

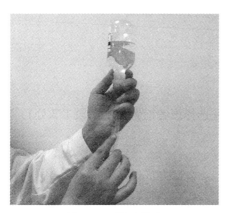

图 19-3 抽吸药液

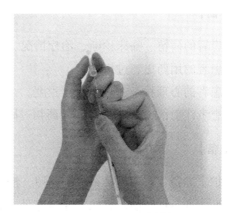

图 19-4 双手回套针帽

实训二十 皮内注射

【目的】

1. 掌握皮内注射的流程。
2. 熟悉皮内注射的注意事项。
3. 了解皮内注射的沟通要点。

【评估】

1. 患者的病情、临床诊断、治疗情况。
2. 患者的用药史、过敏史。
3. 患者的心理状态、理解合作程度。
4. 患者注射部位的皮肤情况（药物过敏试验选择患者前臂掌侧下段 1/3 处）。

【准备】

1. 护士准备：衣帽整洁，修剪指甲，洗手，戴口罩。
2. 环境准备：安静、整洁，光线充足，温度适宜。
3. 患者准备：患者了解皮内注射的目的、方法、配合要点，护士协助患者取舒适体位并暴露注射部位。
4. 用物准备见表 20-1。

表 20-1　用物准备

用物	数量	用物	数量
（1）免洗手消毒液	1 瓶	（10）75% 乙醇消毒液	1 瓶
（2）治疗车	1 辆	（11）注射卡	1 张
（3）无菌治疗盘	1 个	（12）口罩	1 个
（4）无菌治疗巾	1 张	（13）砂轮	1 个
（5）1 ml 注射器	1 支	（14）纱布	1 块
（6）2 ml 注射器	1 支	（15）锐器桶	1 个
（7）药液	1 瓶	（16）黄色垃圾桶	1 个

表20-1（续）

用物	数量	用物	数量
（8）弯盘	1个	（17）黑色垃圾桶	1个
（9）棉签	1包		

【步骤】

1. 核对、解释。

（1）护士按医嘱吸取药液。

（2）护士携用物至患者床旁，核对医嘱、床号、姓名、药名、浓度、剂量、用法、时间。

（3）护士再次询问患者用药史、过敏史、家族史（对药物过敏者禁做皮内试验）。

（4）护士向患者解释操作的目的和配合方法。

2. 选择部位。

护士协助患者取合适的体位，暴露前臂掌侧下段皮肤（避开有炎症、溃烂、瘢痕处）。

3. 消毒。

护士用无菌棉签蘸取适量75%乙醇消毒液，由进针点向外周螺旋消毒。消毒直径须大于5 cm。

4. 二次核对（操作中核对）。

5. 穿刺、注射。

护士核对无误后，排尽注射器内空气。护士一手绷紧注射部位皮肤，另一手持注射器，将针尖斜面向上并使其与皮肤成5度角刺入患者皮内。待针尖斜面完全进入皮内，护士放平注射器，用绷紧患者注射部位皮肤的手的拇指固定针栓，用另一只手推动活塞柄缓缓注入药液0.1 ml，使局部隆起形成一半球状的皮丘，皮丘皮肤变白并显露毛孔。

6. 拔针。

注射完毕，护士迅速拔出针头（勿按压穿刺处），记录注射时间，注意观察、询问患者有无不适。

7. 再次核对（操作后核对）。

8. 告知注意事项。

护士告知患者不可按揉穿刺处及皮丘，不可用手拭去药液，20分钟内不可离开病房，如有不适立即告知医务人员；并告知患者过敏反应的先兆。15~20分钟后可判定结果。

9. 整理用物。

护士协助患者取舒适体位，整理床单位，回治疗室整理用物，洗手，记录。

10. 观察。

20 分钟后，护士观察患者局部皮肤的反应，询问患者有无胸闷、气短、发麻等不适。

11. 判断、记录。

护士根据观察结果做出判断。若皮试结果为阳性，护士应将结果记录在患者病历、床尾卡、体温单、医嘱本上，并告知主管医师、患者及其家属。

【健康指导】

1. 护士告知患者不可按揉穿刺处及皮丘，不可用手拭去药液。

2. 护士告知患者做药敏试验后不可离开病房，避免剧烈运动，15～20 分钟后可判定结果。

3. 护士告知患者过敏反应的先兆，如有不适立即告知医务人员。

【注意事项】

1. 护士严格执行查对制度和无菌操作原则。

2. 做药物过敏试验前，护士应详细询问患者的用药史、过敏史，如患者对所用药液过敏，禁止皮试，应及时与主管医师联系，更换其他药物。

3. 护士在做药物过敏试验时，忌用含碘的消毒液消毒皮肤，以免影响结果。

4. 护士在做药物过敏试验前，要备好急救药品，以防发生意外。

5. 皮试液应现配现用，剂量、浓度准确。

6. 穿刺进针角度不宜过大，以免药物注入皮下，影响结果的观察和判断。

7. 若皮试结果为阳性，护士应告知患者或其家属，不能再用该种药物，并记录在病历上。

【评价】

1. 操作方法正确，操作熟练，严格执行无菌操作和查对制度。

2. 注入剂量为 0.1 ml；患者的局部皮丘呈圆形，皮肤变白，毛孔变大。

3. 护士按时观察试验结果，做出正确判断并记录。

4. 护患有效沟通，双方的需求均达到满足。

【图示】

皮内注射的用物准备如图 20-1 所示，绷紧皮肤如图 20-2 所示，穿刺如图 20-3 所示，推药如图 20-4 所示。

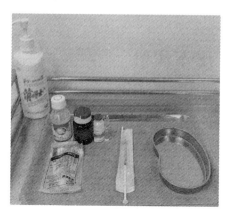

图 20-1　皮内注射的用物准备

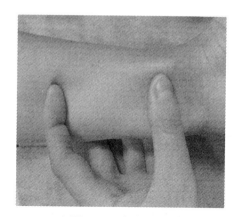

图 20-2　绷紧皮肤

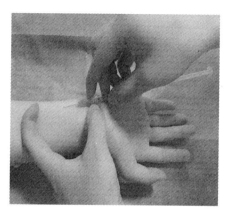

图 20-3　穿刺

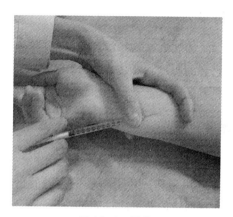

图 20-4　推药

实训二十一 皮下注射

【目的】

1. 掌握皮下注射的流程。

2. 熟悉皮下注射的注意事项。

3. 了解锐器伤发生后的紧急处理流程。

【评估】

1. 患者的病情、临床诊断、治疗情况、意识状态、用药史、过敏史和家族史。

2. 患者的心理状态、理解合作程度。

3. 患者的肢体活动能力、注射部位的皮肤及皮下组织情况。

【准备】

1. 护士准备：衣帽整洁，修剪指甲，洗手，戴口罩。

2. 患者准备：患者了解皮下注射的目的、药物作用、操作方法和配合要点，护士协助患者取舒适体位并暴露注射部位。

3. 环境准备：安静、整洁，光线充足，温度适宜，酌情关闭门窗，用屏风遮挡，请无关人员回避。

4. 用物准备见表21-1。

表21-1 用物准备

用物	数量	用物	数量
（1）治疗车	1辆	（10）砂轮	1个
（2）治疗盘	1个	（11）纱布	1块
（3）无菌治疗巾	1张	（12）棉签	1包
（4）无菌盘	1个	（13）注射药物	1瓶
（5）速干免洗消毒液	1瓶	（14）碘伏消毒液	1瓶
（6）2 ml注射器	1个	（15）黄色污物桶	1个
（7）医嘱本	1个	（16）黑色污物桶	1个

表21-1（续）

用物	数量	用物	数量
（8）注射卡	1张	（17）锐器桶	1个
（9）生理盐水	1瓶		

【步骤】

1. 核对、解释。

（1）护士向患者解释皮下注射的目的、注射药物，询问患者用药史、过敏史、家族史，评估注射部位皮肤的情况。

（2）护士在治疗室内按医嘱吸取药液（需双人核对）。

（3）护士携用物至患者床旁，核对医嘱、床号、姓名、药名、浓度、剂量、用法、时间，再次询问患者的用药史、过敏史，解释操作的目的和配合方法（严格执行查对制度和无菌操作原则，操作前进行查对）。

2. 选择部位。

护士协助患者取合适的体位，暴露注射部位皮肤（常用部位包括上臂三角肌下缘、腹部、后背、大腿内侧或外侧；应避开皮肤有炎症、溃烂、瘢痕处）。

3. 消毒皮肤、待干。

护士洗手，由进针点向外周螺旋消毒两次，待干。消毒直径须大于5 cm，第二次消毒范围应覆盖第一次消毒范围。

4. 再次核对、再次排气。

护士进行再次核对（操作中核对），核对无误后，排尽注射器内空气（手不可触及针梗及活塞体）。

5. 穿刺。

护士用一只手取无菌干棉签夹于指间并绷紧注射部位皮肤（对于过瘦者，应捏起其皮肤），用另一只手持注射器，以食指固定针栓，将针尖斜面向上，使其与皮肤呈30度到40度角并快速刺入皮下，进针深度为针梗的1/2~2/3。

6. 推药。

护士松开绷紧皮肤的手，抽动活塞柄；用另一只手保持进针的角度和深度不变（手不可触及活塞体），如未见回血，缓慢匀速推注药液，并观察患者反应（如见回血，说明误入血管，应拔出针头，重新选择部位进行注射）。

7. 拔针。

注射完毕，护士用无菌干棉签轻压穿刺处并迅速拔出针头，按压穿刺处至不出血（快速拔针可减轻患者疼痛，防止药液外溢）。

8. 再次核对（操作后核对）。

9. 操作后处理。

（1）护士协助患者取舒适体位，整理床单位，置呼叫器于患者易取处，告知患者如出现不适可按呼叫器（如注射胰岛素，嘱咐患者按规定时间进食）。

（2）护士将针头放入锐器盒，将针筒、棉签放入医疗垃圾桶。

（3）护士洗手；记录注射时间，药物名称、浓度、剂量，患者的反应等。

【注意事项】

1. 护士严格执行查对制度和无菌操作原则。

2. 对皮肤有刺激的药物一般不做皮下注射。

3. 护士在注射前详细询问患者的用药史、过敏史及家族史。

4. 进针角度不宜超过 45 度，以免刺入肌层；对过于消瘦者，可捏起局部组织，适当减小穿刺角度。

5. 护士可根据注射药液的剂量选择合适的注射器。药液小于 1 ml 时，需用 1 ml 注射器。

【健康教育】

对于长期注射者，护士应有计划地更换注射部位，以促进药物的充分吸收。

【评价】

1. 护士严格遵守无菌原则，认真做到"三查七对"。

2. 护士操作熟练，动作娴熟。

3. 患者了解操作的目的并能够配合。

4. 护患沟通有效，双方的需求均达到满足。

【图示】

皮下注射的用物准备如图 21-1 所示，选择注射部位并消毒如图 21-2 所示，穿刺进针如图 21-3 所示，拔针如图 21-4 所示。

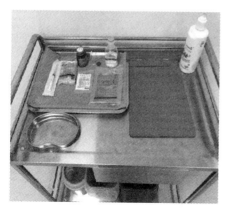

图 21-1　皮下注射的用物准备

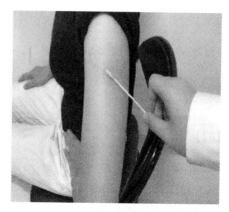

图 21-2　选择注射部位并消毒

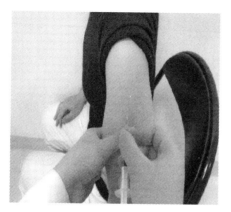

图 21-3　穿刺进针

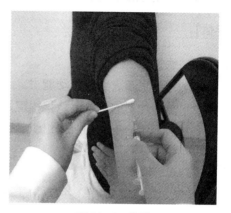

图 21-4　拔针

实训二十二　肌内注射

【目的】

1. 掌握肌内注射的定位方法。
2. 熟悉肌内注射的操作流程。
3. 熟悉肌内注射的用物准备。
5. 了解肌内注射的注意事项。

【评估】

1. 患者的病情及治疗情况。
2. 患者的意识状态、肢体活动能力。
3. 患者对给药计划的了解、认识程度及合作程度。
4. 患者注射部位的皮肤和肌肉组织状况。

【准备】

1. 护士准备：衣帽整洁，修剪指甲，洗手，戴口罩。
2. 患者准备：患者了解肌内注射的目的、方法、注意事项及配合要点、药物作用及其副作用；取舒适卧位，暴露注射部位。
3. 环境准备：安静、整洁，光线充足，温度适宜，必要时屏风或拉帘遮挡。
4. 用物准备见表 22-1。

表 22-1　用物准备

用物	数量	用物	数量
（1）治疗车	1 辆	（6）6~7 号针头	1 瓶
（2）治疗盘	1 个	（7）注射卡	1 张
（3）医嘱本	1 个	（8）药液	1 瓶
（4）皮肤消毒剂	1 瓶	（9）棉签	1 包
（5）2~5 ml 无菌注射器	1 支	（10）垃圾桶	2 个

【步骤】

1. 查对、备药。

护士严格执行查对制度和无菌操作原则，按医嘱吸取药液。

2. 核对、解释。

（1）护士向患者及其家属解释肌内注射的目的、方法、注意事项及配合要点、药物作用及其副作用。

（2）护士核对患者的床号、姓名，向患者解释操作的目的和方法。

3. 安置卧位。

护士协助患者取合适体位，按注射原则选择注射部位。

一般选择肌肉丰厚且距大血管及神经较远处进行注射。最常用的注射部位为臀大肌，其他常用的注射部位为臀中肌、臀小肌、股外侧肌及上臂三角肌。

（1）臀大肌注射定位法有两种：十字法和连线法。

①十字法：从臀裂顶点向左或向右画一水平线，然后从髂嵴最高点做一垂直平分线，将一侧臀部分为四个象限，其外上象限（避开内角）为注射区。

②连线法：从髂前上棘至尾骨做一连线，其外上 1/3 处为注射部位。

（2）臀中肌、臀小肌注射定位法：将食指尖和中指尖分别置于髂前上棘和髂嵴下缘处，在髂嵴、食指、中指之间构成一个三角形区域，食指与中指构成的内角为注射区。

（3）股外侧肌注射定位法：大腿中段外侧即注射区。一般成人可取髋关节下 10 cm 至膝关节的范围。此处大血管、神经干很少通过，且注射范围较广，可供多次注射，适用于 2 岁以下婴幼儿。

（4）上臂三角肌注射定位法：上臂外侧、肩峰下 2~3 横指处即注射区。此处肌肉较薄，只可进行小剂量注射。

4. 消毒、再次核对、再次排气。

护士对皮肤进行常规消毒，待干，再次进行核对，排尽空气。

5. 穿刺。

护士用一只手的无名指和小指夹一个干棉签，并用拇指和食指绷紧局部皮肤；用另一只手持注射器，并用中指固定针栓，将针头迅速垂直刺入。

6. 推药。

护士松开绷紧皮肤的手，抽动活塞，如无回血，缓慢注入药液。

7. 拔针、按压。

注射完毕，护士用干棉签轻压进针处，并快速拔针，按压片刻。

8. 再次核对。

9. 操作后处理。

护士协助患者取舒适卧位，整理床单位；分类清理用物；洗手；记录注射时间、药物名称、浓度、计量、患者反应等。

【健康指导】

1. 臀部肌内注射时，为使患者臀部肌肉放松，减轻患者的疼痛与不适，护士可嘱咐患者取侧卧位、俯卧位、仰卧位或坐位。为使患者局部肌肉放松，护士可嘱咐患者侧卧位时伸直上腿，稍弯曲下腿；俯卧位时足尖相对，足跟分开，头偏向一侧。

2. 对因长期多次注射出现局部硬结的患者，护士应教他局部热敷的方法。

【注意事项】

1. 护士严格执行查对制度和无菌操作原则。

2. 两种药物同时注射时，注意配伍禁忌。

3. 对 2 岁以下婴幼儿不宜选用臀大肌注射，因其臀大肌尚未发育好、注射时有损伤坐骨神经的危险，最好选择臀中肌和臀小肌注射。

4. 切勿将针头全部刺入，以防针梗从根部衔接处折断，难以取出；对消瘦者和患儿，进针深度酌减。

5. 若针头折断，护士应先稳定患者情绪，并嘱咐患者保持原位不动并固定局部组织，以防断针移位，同时尽快用无菌血管钳夹住断端取出；如断端全部埋入肌肉，护士应速请外科医生处理。

6. 对需长期注射者，护士应交替更换注射部位，并选用细长针头，以避免或减少硬结的发生。如因长期多次注射出现局部硬结，护士可采用热敷、理疗等方法予以处理。

【评价】

1. 患者生命体征平稳，暴露少，未感不舒适；肌内注射顺利。

2. 用物备齐，操作方法和步骤正确，操作熟练。

3. 护士无菌观念强，操作过程无污染。

4. 在操作过程中，护士注意观察、询问患者的反应，关心、保护患者。

【图示】

肌肉注射的用物准备如图 22-1 所示，进针如图 22-2 所示，抽回血如图 22-3 所示，推药如图 22-4 所示。

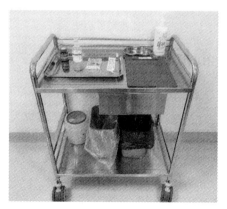

图 22-1　肌肉注射的用物准备

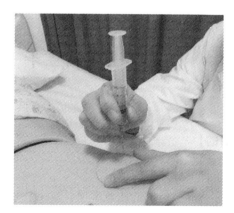

图 22-2　进针

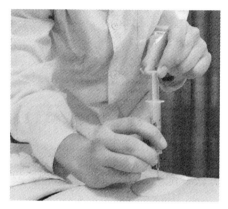

图 22-3　抽回血

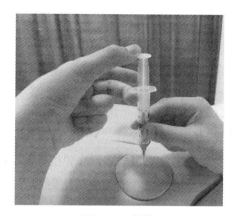

图 22-4　推药

实训二十三　静脉注射

【目的】

1. 掌握静脉注射的流程。
2. 熟悉静脉注射的注意事项。
3. 熟悉静脉注射的沟通要点。

【评估】

1. 患者的病情、临床诊断、治疗情况。
2. 患者心理状态、意识状态、理解合作程度。
3. 患者注射部位的皮肤情况。

【准备】

1. 护士准备：衣帽整洁，修剪指甲，洗手，戴口罩。
2. 患者准备：患者了解静脉注射的目的、方法、配合要点；取舒适体位并暴露注射部位。
3. 环境准备：安静、整洁，光线充足，温度适宜，酌情关闭门窗，请无关人员回避。
4. 用物准备见表23-1。

表23-1　用物准备

用物	数量	用物	数量
（1）上肢模型	1个	（11）10 ml 无菌注射器	1支
（2）治疗车	1辆	（12）无菌治疗巾	2张
（3）医嘱本	1个	（13）止血带	1条
（4）治疗盘	1个	（14）弯盘	1个
（5）速干免洗消毒液	1瓶	（15）锐器盒	1个
（6）注射卡	1张	（16）医疗垃圾桶	1个
（7）0.5%碘伏	1瓶	（17）生活垃圾桶	1个
（8）棉签	1包	（18）黑色塑料袋	1个

表23-1(续)

用物	数量	用物	数量
(9)注射药物	1瓶	(19)黄色塑料袋	1个
(10)胶带	1卷		

【步骤】

1. 备药。

护士按医嘱吸取药液，并将它放于无菌盘治疗巾内。

2. 核对、解释。

护士携用物至患者床旁，对照注射卡核对患者床号、姓名、药名、浓度、剂量、用法、时间，并再次询问患者，向患者解释操作的目的和配合方法（严格执行查对制度和无菌操作原则，操作前查对）。

3. 选择部位。

护士协助患者取合适的体位，暴露穿刺部位（避开有炎症、溃烂、瘢痕、硬结处，选取粗、直血管，避开静脉窦）。

4. 消毒。

护士在穿刺部位下铺治疗巾，用0.5%碘伏螺旋消毒皮肤（消毒直径为5 cm），待干；在穿刺点上方6 cm处扎止血带（止血带末端向上），并用上述方法以0.5%碘伏进行再次消毒。

5. 二次核对（操作中核对），排气。

护士自无菌盘内取出已配好的药物，依据注射卡再次核对药物名称、剂量、浓度，排尽注射器内空气。

6. 穿刺。

护士让患者握拳，以左手拇指绷紧静脉下端皮肤，用右手持注射器，使针头斜面向上与皮肤呈15度到30度角，自静脉上方或侧方刺入皮下，再沿静脉方向潜行刺入，见回血，证明针头已入静脉，可再顺静脉进针少许。

7. 两松一固定。

护士松开止血带，嘱咐患者松拳，固定针头。

8. 注药。

护士缓慢推注药液。（在推注过程中，护士要试抽回血，以检查针头是否仍在静脉内。若患者感到局部疼痛、肿胀，护士试抽无回血，则证明针头滑出静脉。此时，护士应拔出针头，重新注射）。在推注过程中，护士应观察、询问患者反应。

9. 拔针。

注射完毕，护士将干棉签放在穿刺点上方，并迅速拔出针头，按压片刻；将针头放入锐器盒，并将注射器、一次性治疗巾、棉签放入医疗垃圾桶。

10. 再次核对（操作后核对）。

护士再次进行核对，并将空安瓿放入锐器盒。

11. 告知。

护士协助患者取舒适体位，整理床单位；嘱咐患者按压时间大于 5 分钟，如有不适立即告知医务人员。

12. 整理用物。

护士回治疗室整理用物，进行垃圾分类。

13. 记录。

护士洗手，取下口罩，在注射卡上签字，记录静脉注射时间。

【健康指导】

1. 护士向患者及其家属介绍静脉注射的目的、意义、注意事项、配合要点。

2. 注射完毕，护士对局部进行有效按压。

【注意事项】

1. 对于需长期静脉给药者，为了保护静脉，护士应有计划地按从远心端到近心端的顺序选择血管进行注射。

2. 根据患者病情和药物性质，护士应调整注入药物的速度，并随时听取患者的主诉，观察患者局部和全身变化。

3. 对组织有强烈刺激的药物，护士应另备盛有生理盐水的注射器和头皮针。注射时，护士先进行穿刺，并注入少量生理盐水，证实针头确在血管内，再取注射器（针头不动），调换抽有药液的注射器进行注射，以防止药物外溢于组织内而发生坏死。

4. 静脉注射失败的常见原因如下：

（1）针头斜面一半在血管外，抽吸有回血，部分药液溢出至皮下。

（2）针头刺入较深，斜面一半穿破对侧血管壁，抽吸有回血，推药时部分药液溢出至深层组织。

（3）针头刺入太深，穿破对侧血管壁，抽吸没有回血。如只推少量药液，局部不一定隆起；若将药液注入深层组织，患者有痛感。

（4）针头刺入过浅，其表现为局部肿胀、疼痛，抽吸虽有回血，但患者体位稍有变化针头即滑出血管，药液注入皮下。

【评价】

1. 用物备齐，操作方法和步骤正确，操作熟练，顺利完成静脉注射操作。
2. 护士严格执行无菌原则和"三查七对"制度。
3. 在操作过程中，护士注意观察、询问患者的反应；护患沟通良好。
4. 用物处置正确。

【图示】

静脉注射的用物准备如图23-1所示，选择部位如图23-2所示，消毒如图23-3所示，穿刺如图23-4所示。

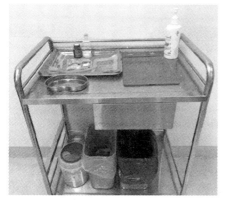

图23-1 静脉注射的用物准备

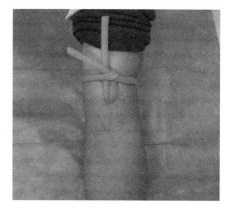

图23-2 选择部位

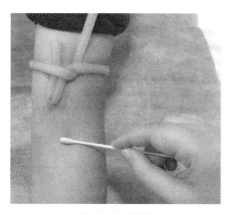

图23-3 消毒

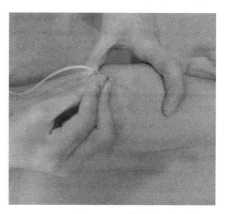

图23-4 穿刺

实训二十四　一次性静脉输液

【目的】

1. 掌握一次性静脉输液的穿刺方法。

2. 掌握一次性静脉输液的操作流程。

3. 熟悉一次性静脉输液的适应证。

4. 了解一次性静脉输液的注意事项。

【评估】

1. 患者的病情、临床诊断、治疗情况、意识状态、自理能力。

2. 患者的心理状态、理解合作程度。

3. 患者输液部位的皮肤、血管情况及肢体活动情况。

【准备】

1. 护士准备：衣帽整洁，修剪指甲，洗手，戴口罩。

2. 患者准备：患者了解一次性静脉输液的目的、操作过程及需配合的事项；须排空大便、小便，取舒适卧位。

3. 环境准备：安静、整洁，光线充足，温度适宜。

4. 用物准备见表24-1。

表24-1　用物准备

用物	数量	用物	数量
（1）治疗车	1辆	（10）治疗盘	1个
（2）液体及药物	按医嘱备	（11）止血带	1条
（3）输液卡	1张	（12）治疗巾	1张
（4）速干免洗消毒液	1瓶	（13）挂表	1个
（5）无菌棉签	1包	（14）笔	1支
（6）0.5%碘伏	1瓶	（15）垃圾桶	1个
（7）砂轮	1个	（16）弯盘	1个

表24-1（续）

用物	数量	用物	数量
（8）注射器	1 支	（17）标签贴	1 张
（9）一次性输液器	1 套	（18）输液贴	1 张

【步骤】

1. 准备药液。

（1）护士对照医嘱本核对药液瓶签上的床号、姓名、药名、浓度、剂量、用法、时间。

（2）护士检查药物有效期，药瓶有无破损；并将药瓶倒立对光检查药液有无浑浊、沉淀或絮状物。

（3）护士打印输液卡。

（4）护士消毒瓶塞，加入药物。

2. 核对、解释。

护士携用物至患者床旁，核对医嘱，查对床号、姓名、药名、浓度、剂量、用法、时间；再次向患者解释，并协助患者取舒适体位。

3. 挂瓶、排气。

（1）护士调整好输液架的位置。

（2）护士消毒瓶塞，检查输液器的有效期和包装；加固头皮针与输液管连接处；打开包装，取出输液器，拔掉针头的护针帽，将其插入瓶塞中至针头根部。

（3）护士将输液瓶倒挂于输液架上，倒持并上举茂菲氏滴管，打开调节器。药液到达茂菲氏滴管的 1/2~2/3 后，护士迅速倒转滴管，并缓慢放低输液管使液体下降，直至排尽输液管及针头的空气且药液未流出。

（4）护士关闭调节器，将带有针帽的针头固定于输液架上。

4. 选择静脉。

护士协患者取舒适卧位；选择粗而直、弹性好、相对固定的静脉，并注意避开关节及静脉瓣。

5. 铺巾。

护士在穿刺部位的肢体下铺治疗巾。

6. 扎止血带。

护士在穿刺部位上方 6~8 cm 处扎止血带，探明静脉走向和深浅后松开止血带。

7. 初次消毒皮肤。

护士用无菌棉签蘸取适量消毒液以穿刺点为中心进行消毒（消毒半径大于 5 cm），待干；备胶布和输液贴。

8. 再次核对，再次消毒。

护士为患者扎上止血带（不要跨越消毒部位），再次核对输液瓶签和患者信息，用相同方法再次消毒，待干。

9. 静脉穿刺。

（1）护士打开调节器再次排气，确认茂菲氏滴管以下输液管内无气泡后关闭调节器。

（2）护士取下针帽，用左手拇指绷紧穿刺静脉下端皮肤，用右手持针柄，让针尖斜面向上。

（3）护士将针头与皮肤成15度至30度角自静脉上方或侧面刺入，见回血后将针头放平，再沿静脉方向平行进针少许。

（4）护士放松止血带，打开调节器开关，嘱咐患者松拳，固定针柄。

10. 固定。

（1）待液体输入顺畅，患者无不适后，护士用第1条胶布固定针柄。

（2）护士将第2条胶布（或输液贴）覆盖进针处。

（3）护士将针头附近输液管环绕好，用第3条胶布（或输液贴）固定。

（4）必要时，护士用第4条胶布固定。

11. 调滴速。

护士遵医嘱并根据患者病情、药物性质、年龄、心肺功能等调节液体滴速，观察患者反应，询问患者感受。

12. 核对、签名。

护士进行第三次核对。核对无误后，护士在输液单上签全名、注明输液时间和滴速。

13. 撤治疗巾。

护士取回止血带，撤去治疗巾；协助患者取舒适的体位，整理床单位；置呼叫器于患者易取处。

14. 整理、记录。

护士整理用物，洗手，记录。

15. 拔针、按压。

输液完毕，护士关闭调节器，用一只手固定针柄，用另一只手揭开胶布或输液贴；将干棉签放在进针处，快速拔针后局部按压至无出血为止。

16. 操作后处理。

护士协助患者取舒适卧位，整理床单位，清理用物；洗手，记录。

【健康指导】

1. 护士向患者及其家属说明一次性静脉输液的目的、方法、注意事项、药物作用及配合要点。

2. 护士告知患者及其家属在输液过程中不能随意调节输液速度，注意保护输液部位。

3. 对于需要长期输液的患者，护士要做好患者的心理护理。

【注意事项】

1. 护士严格执行查对制度和无菌操作原则，防止医源性感染。

2. 输液前，护士要排尽输液管及针头内的空气；加药、更换药液及结束输液时，护士均应确保输液管内充满液体，防止造成空气栓塞。

3. 对需要长期输液的患者，注意保护患者的血管，合理选用静脉，一般情况下从远心端小静脉开始穿刺。

4. 对于有刺激性的药物或特殊药物，护士应先确认针头完全在静脉内，再输注药物。

5. 护士应加强巡视，随时观察患者的输液情况，发现异常及时处理。

【评价】

1. 护士严格执行无菌操作和查对制度，确保无污染、无差错发生。

2. 操作规范、熟练；穿刺部位无肿胀、疼痛，未出现不良反应。

3. 护士与患者沟通良好。

【图示】

一次性静脉输液的用物准备如图 24-1 所示，排气如图 24-2 所示，穿刺如图 24-3 所示，固定胶布如图 24-4 所示。

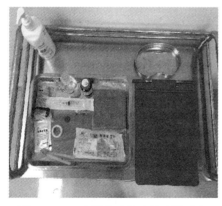

图 24-1　一次性静脉输液的用物准备

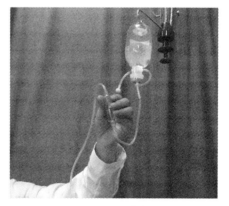

图 24-2　排气

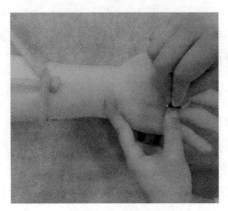

图 24-3 穿刺

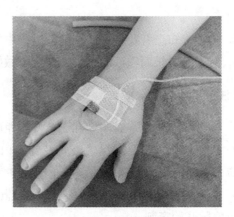

图 24-4 固定胶布

实训二十五 静脉留置针输液

【目的】

1. 掌握静脉留置针输液的操作流程。
2. 熟悉静脉留置针输液的用物准备。
3. 了解静脉留置针输液的注意事项。

【评估】

1. 患者的年龄、病情、意识状态、营养状况、心理状态及配合程度。
2. 患者对输液及留置针的认识。
3. 输液目的、治疗方案、药物性质。
4. 患者的输液部位皮肤和静脉血管情况、肢体活动度。

【准备】

1. 护士准备：衣帽整洁，修剪指甲，洗手，戴口罩。
2. 患者准备：患者了解静脉留置针输液的目的、操作过程、注意事项及需配合要点，在输液前排尿或排便。
3. 环境准备：整洁、安静、舒适、安全。
4. 用物准备见表 25-1。

表 25-1 用物准备

用物	数量	用物	数量
（1）速干免洗消毒液	1瓶	（10）弯盘	1个
（2）口罩	1个	（11）输液标签	1个
（3）治疗车	1辆	（12）留置针	1个
（4）无菌治疗盘	1个	（13）封管液	1个
（5）安尔碘	1瓶	（14）无菌敷贴	1张
（6）一次性输液器	1套	（15）锐器桶	1个
（7）一次性治疗巾	1张	（16）医用垃圾桶	1个

表25-1(续)

用物	数量	用物	数量
(8) 止血带	1条	(17) 生活垃圾桶	1个
(9) 棉签	1包	(18) 胶布	1卷

【步骤】

1. 准备药液。

(1) 护士对照医嘱本核对药液瓶签上的床号、姓名、药名、浓度、剂量、用法、时间。

(2) 护士检查药物有效期,药瓶有无破损;将药瓶倒立对光检查药液有无浑浊、沉淀或絮状物。

(3) 护士打印输液卡。

(4) 护士消毒瓶塞,加入药物。

2. 核对、解释。

护士携用物至患者床旁,核对医嘱,查对床号、姓名、药名、浓度、剂量、用法、时间;再次向患者解释,协助患者取舒适体位。

3. 挂瓶、排气。

(1) 护士调整好输液架的位置。

(2) 护士消毒瓶塞,检查输液器的有效期和包装;加固头皮针与输液管连接处;打开包装,取出输液器,拔掉针头的护针帽,将其插入瓶塞中至针头根部。

(3) 护士将输液瓶倒挂于输液架上,倒持并上举茂菲氏滴管,打开调节器。药液到达茂菲氏滴管的1/2~2/3后,护士迅速倒转滴管,并缓慢放低输液管使液体下降,直至排尽输液管和针头的空气且药液未流出。

(4) 护士关闭调节器,将带有针帽的针头固定于输液架上。

4. 连接留置针与输液器、排气。

(1) 护士打开静脉留置针,检查留置针型号、有效期、针尖是否完好、包装有无破损等,将输液器与肝素帽或可来福接头连接。

(2) 护士排尽静脉留置针内的空气。

5. 选择穿刺部位。

护士协助患者取舒适体位,将静脉小垫枕置于患者需穿刺的肢体下,铺治疗巾,在穿刺点上方8~10 cm处扎止血带,选择穿刺血管,松开止血带。

6. 消毒皮肤。

护士消毒患者穿刺处皮肤(消毒直径大于5 cm),待干,备胶布和透明敷贴,并在透明敷贴上写上日期和时间、穿刺者姓名。

7. 进行第二次核对。

8. 静脉穿刺。

（1）护士取下针套，旋转、松动外套管，再次进行排气。

（2）进针：护士嘱咐患者握拳、绷紧皮肤，固定静脉，用右手持留置针，使针头与皮肤呈 40 度角并进针，见回血后，降低穿刺针，顺静脉方向再将穿刺针推进 0.2~0.5 cm。

（3）送外套管：护士用左手固定 Y 形接口，用右手撤针芯约 0.5 cm，并持针座将针芯和外套管一起送入静脉。

（4）撤针芯：护士用左手固定针座，用右手将针芯抽出，放入锐器盒中。

9. 松止血带、嘱咐患者松拳、松调节器。

10. 固定。

护士用无菌透明敷贴对留置针做密闭式固定，用注明留置日期和时间的胶布固定三叉接口，再用胶布固定插入肝素帽内或无接头内的输液器针头和输液管。

11. 调节滴速。

12. 进行再次核对。

13. 操作后处理。

（1）护士协助患者取舒适卧位，取止血带。

（2）护士整理床单元，将呼叫器置于易取处，进行健康宣传教育。

（3）护士整理用物，洗手、记录。

14. 封管。

输液完毕，护士进行封管：拔出输液器针头，对静脉帽的胶塞进行常规消毒，用注射器向静脉帽内脉冲式注入封管液，边推注边退针，直至针头完全退出为止（封管可保证静脉输液管道的通畅，并可将残留的刺激性药物冲入静脉血流，避免刺激局部血管）。

常用的封管液和使用方法如下：

（1）无菌生理盐水：每次 5~10 ml，每隔 6~8 小时重复冲管 1 次。

（2）稀释肝素溶液：每毫升生理盐水含肝素 10~100 u，每次用量 2~5 ml。

15. 再次输液。

护士对静脉胶塞进行常规消毒，先推注 5~10 ml 无菌生理盐水冲管，再将静脉输液针头插入静脉帽内。

16. 输液完毕。

护士关闭调节器，揭开胶布和无菌敷贴；用无菌棉签或无菌小纱布轻压穿刺点上方，迅速拔出留置针，按压局部至无出血；协助患者取舒适卧位，整理床单位，清理用物；洗手、记录。

【健康指导】

1. 患者应注意保护有留置针的肢体,在不进行输液时,也应避免肢体呈下垂姿势及提举重物。

2. 患者勿自行调节滴速。

3. 局部皮肤保持清洁、干燥。

4. 局部皮肤或全身不适时,患者应及时告知医护人员。

【注意事项】

1. 护士严格执行查对制度和无菌操作原则,防止医源性感染及差错事故的发生。

2. 护士根据用药原则、药物性质、患者病情,遵医嘱有计划地、合理地安排药物输入顺序,以尽快达到治疗效果。

3. 注意配伍禁忌,对于刺激性或特殊药物,护士应确保针头在血管内方可输入,以免造成组织损害,增加患者痛苦。

4. 护士严格掌握输液速度。对年老体弱者,婴幼儿,心、肺、肾功能不良者及需输入刺激性较强的药物的患者,速度宜慢;对严重脱水者、血容量不足者、心肺功能良好者,输液速度可适当加快。

5. 护士可选择的穿刺静脉应粗而直、弹性好、相对固定,避开关节和静脉瓣。对于需长期输液者,护士注意保护和合理使用其静脉,一般从远心端小静脉开始,交替使用。

6. 输液过程中,护士应加强巡视,耐心听取患者的主诉,严密观察患者全身及局部反应,及时处理输液故障,并做好记录。

7. 输液前,护士要注意排尽输液管和针头内的空气;在输液过程中,护士要及时更换输液瓶;输液完毕,护士要及时拔针,严防造成空气栓塞。

8. 留置针一般可保留 3~5 天,不超过 7 天。

【评价】

1. 护士正确执行无菌操作和查对制度,无差错发生。

2. 操作程序清晰、规范,静脉穿刺一次成功,患者无局部、全身不适和不良反应。

3. 患者通过输液获得需要的药液和液体。

4. 患者能理解输液的目的,了解有关用药知识,愿意接受并积极配合。

【图示】

静脉留置针输液的用物准备如图 25-1 所示,连接留置针与输液器如图 25-2 所示,静脉穿刺如图 25-3 所示,固定留置针如图 25-4 所示。

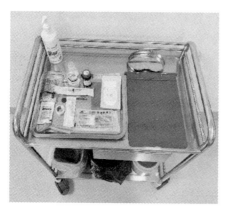

图 25-1　静脉留置针输液的用物准备

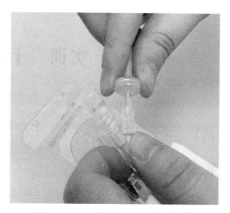

图 25-2　连接留置针与输液器

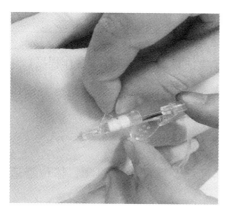

图 25-3　静脉穿刺

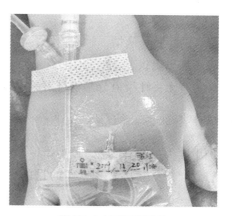

图 25-4　固定留置针

实训二十六　吸痰法

【目的】

1. 掌握吸痰法的流程。
2. 熟悉吸痰法的注意事项。
3. 熟悉吸痰法的适应证。

【评估】

1. 患者的年龄、病情、临床诊断、治疗情况。
2. 患者的意识状态、生命体征、心理状态、生活自理能力、理解合作程度。
3. 患者有无将呼吸道分泌物排出的能力。

【准备】

1. 护士准备：衣帽整洁，修剪指甲，洗手，戴口罩。
2. 患者准备：患者了解吸痰的目的、操作过程及需配合的事项，体位舒适，情绪稳定。
3. 环境准备：安静、整洁，光线充足，温度适宜，环境安静。
4. 用物准备见表26-1。

表26-1　用物准备

用物	数量	用物	数量
（1）治疗车	1辆	（7）泡镊筒	1个
（2）医嘱本	1个	（8）无菌持物钳	1把
（3）电动吸引器	1台	（9）无菌手套	1双
（4）速干免洗消毒液	1瓶	（10）弯盘	1个
（5）垃圾桶	2个	（11）压舌板	1个
（6）治疗盘	1套	（12）张口器	1个
①试吸罐（内盛无菌生理盐水）	1个	（13）舌钳	1个
②冲洗罐（内盛无菌生理盐水）	1个	（14）电插板	1个

表26-1(续)

用物	数量	用物	数量
③一次性无菌吸痰管	10 根	（15）听诊器	1 个
④无菌纱布	10 张		

【步骤】

1. 核对、解释。

护士携用物至患者床旁，核对患者的床号、姓名，核对医嘱，向患者解释操作的目的和方法。

2. 检查仪器。

护士接通电源，打开开关，检查吸引器的性能，调节吸痰负压（成人的吸痰负压为−400~−300 mmHg，儿童的吸痰负压为小于−300 mmHg）。

3. 检查口、鼻腔。

护士检查患者的口、鼻腔，取下患者的活动义齿。对于有口腔疾病的患者，护士可从鼻腔吸引；对于昏迷患者，护士可用压舌板或张口器助其张口。

4. 摆体位。

患者头部转向一侧，面向护士。

5. 连接、试吸。

护士检查吸痰管是否通畅，并润滑导管前端；连接吸痰管，试吸少量生理盐水。

6. 插管、吸痰。

护士用一只手反折吸痰管末端，用另一只手拿无菌血管钳并用它夹起吸痰管前端，将吸痰管插入患者口咽部（10~15 cm），然后放松导管末端，先吸口咽部的分泌物，再吸气管内的分泌物。

插管时不可有负压，以免引起患者呼吸道黏膜损伤；若切开气管吸痰，注意无菌操作，先吸气管切开处，再吸口（鼻）部；左右旋转并向上提管的手法有利于呼吸道分泌物的充分吸引。

7. 观察。

吸痰管退出时，护士应用生理盐水抽吸，以免分泌物堵塞吸痰导管。

护士观察患者气道是否通畅；患者的反应，如面色、呼吸、心率、血压等；吸出痰液的色、质、量。

8. 安置患者。

护士擦净患者脸部分泌物，协助患者取舒适卧位。

9. 整理、记录。

护士整理床单位，清理用物。吸痰管按一次性用物处理。护士洗手，记录分泌物的量、颜色、性状及患者呼吸情况。

【健康指导】

1. 护士向患者及其家属介绍吸痰法的目的及注意事项。

2. 护士教会患者在吸痰过程中的配合方法，以减轻其不适感。

3. 护士根据患者的疾病介绍相关知识。

【注意事项】

1. 护士严格执行无菌技术操作，每次吸痰前更换吸痰管。

2. 在吸痰前，护士检查电动吸引器的性能是否良好，连接是否正确。

3. 护士的吸痰动作应轻而稳，以防止损伤患者的呼吸道黏膜。

4. 每次吸痰时间应小于 15 秒，以免造成患者缺氧。

5. 痰液黏稠时，护士可配合叩击、雾化吸入等操作，以提高吸痰效果。

6. 电动吸引器连续使用时间不宜过长。

7. 储液瓶液体达 2/3 时，护士应及时倾倒，避免液体过多吸入马达内损坏仪器。储液瓶内应盛放少量消毒液，以免吸出黏液附于瓶底不便清洗。

【评价】

1. 患者生命体征平稳，无明显不适感；护士顺利完成吸痰。

2. 用物备齐，操作方法和步骤正确，操作熟练。

3. 在操作过程中，护士注意观察、询问患者的反应，关心、保护患者。

【图示】

吸痰的用物准备如图 26-1 所示，检查口腔如图 26-2 所示，试吸如图 26-3 所示，插管吸痰如图 26-4 所示。

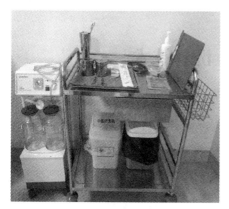

图 26-1 吸痰的用物准备

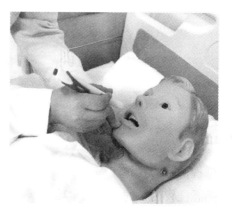

图 26-2 检查口腔

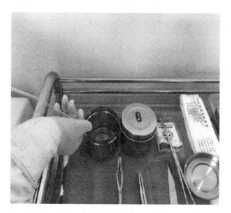

图 26-3 试吸

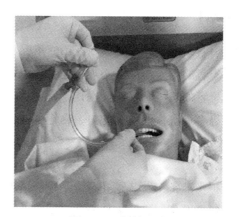

图 26-4 插管吸痰

实训二十七   洗胃技术

【目的】

1. 掌握洗胃的操作流程。

2. 熟悉洗胃的目的、注意事项。

3. 了解常用洗胃溶液。

【评估】

1. 患者的病情、临床诊断、治疗情况。

2. 患者的生命体征、心理状态、意识状态、生活自理能力。

3. 患者的口鼻黏膜有无损伤,有无活动义齿。

4. 患者对洗胃的耐受能力、合作程度,患者有无既往经验等。

【准备】

1. 护士准备:着装整齐,洗手,戴口罩。

2. 患者准备:患者体位舒适,了解洗胃的目的、方法、注意事项及需配合的要点。

3. 环境准备:安静、安全,宽敞明亮,温度适宜,请无关人员回避。

4. 用物准备见表27-1。

表 27-1   用物准备

用物	数量	用物	数量
(1) 治疗车	1辆	(10) 速干洗手液	1瓶
(2) 橡胶手套	1副	(11) 纸巾	1包
(3) 医嘱本	1个	(12) 弯盘	1个
(4) 医用胶布	1卷	(13) 治疗盘	1个
(5) 液状石蜡	1瓶	①无菌治疗巾	1张
(6) 棉签	1包	②胃管	1根
(7) 全自动洗胃机	1台	③止血钳	1把

表27-1(续)

用物	数量	用物	数量
(8) 生活垃圾桶	1个	④纱布	1块
(9) 医疗垃圾桶	1个		

【步骤】

1. 核对、解释。

护士携用物至床旁,核对患者信息,观察患者的病情和意识状态,向患者解释操作的目的和方法,取得患者的理解和配合。

2. 连接管道。

(1) 护士把仪器通电,检查仪器的性能,连接各种管道。

(2) 护士安置并固定胃管(胃管安置法同鼻饲法)。

(3) 护士核对胃管的长度,确定胃管在患者的胃内。

(4) 护士将进液管另一端放入灌洗液桶内,并将污水管的另一端放入污物桶内。

3. 冲洗。

(1) 护士设定参数,将洗胃机胃管端与人体胃管端连接,开始洗胃。

(2) 护士按"收吸"键吸出胃内容物,再按"自动"键对胃进行自动冲洗,直至洗出澄清无味的液体。

(3) 护士观察患者病情、生命体征、洗胃液的性质和量等。

4. 操作后处理。

(1) 洗毕,护士将洗胃机三管(进液管、污水管、胃管)同时放入清水中,按"清洗键"清洗各管腔后将各管取出,待仪器内的水完全排尽后,按"停机"键关机。

(2) 护士反折胃管,并将它拔出。

(3) 护士协助患者漱口、洗脸,取舒适卧位;整理床单位和用物。

(4) 护士洗手;记录灌洗液的名称、量,洗出液的颜色、气味、性质、量,患者的反应。

(5) 护士清洁洗胃机,更换吸引管道备用。

【注意事项】

1. 护士应注意了解患者的中毒情况,如患者中毒的时间和途径,毒物的种类、性质、量等,患者来院前是否呕吐。

2. 护士准确掌握洗胃适应证和禁忌证。

(1) 适应证包括非腐蚀性毒物中毒,如有机磷、催眠药、重金属类、生物碱和食物中毒等。

（2）禁忌证包括强腐蚀性毒物（如强酸、强碱）中毒、肝硬化伴食管、胃底静脉曲张、胸主动脉瘤、近期内有上消化道出血及胃穿孔、胃癌等。患者吞服强酸、强碱等腐蚀性药物，禁洗胃，以免造成穿孔；可按医嘱给予患者药物或迅速给予患者物理性对抗剂，如牛奶、豆浆、蛋清、米汤等，以保护胃黏膜。上消化道溃疡、食管静脉曲张、胃癌等患者一般不洗胃。昏迷患者洗胃应谨慎。

3. 对于急性中毒患者，护士应紧急采用口服催吐法，必要时进行洗胃，以减少毒物的吸收。插管时，护士的动作要轻、快，切勿损伤患者的食管黏膜或误入患者的气管。

4. 当中毒物质不明时，洗胃溶液可选用温开水或生理盐水；待毒物性质明确后，再采用对抗剂洗胃。

5. 洗胃液的温度和剂量。

洗胃液温度为 25~38 ℃；温度过高则易造成患者血管扩张，促进毒物吸收；温度过低则易导致胃痉挛。一次灌入量以 300~500 ml 为宜；洗胃液灌入过多则易增大胃容积，使胃内压明显大于十二指肠压，促进胃内容物排入肠道，加速毒物吸收，同时也可引起液体反流，导致呛咳、窒息；洗胃液灌入过少则导致其无法和胃内容物充分混合，不利于彻底洗胃，且延长洗胃时间。

6. 在洗胃过程中，护士应随时观察洗出液的性质、颜色、气味、量，以及患者的面色、生命体征、意识、瞳孔变化。如患者有腹痛、休克、洗出液呈血性等情况，应立即停止洗胃，采取相应的急救措施。

7. 洗胃的并发症包括：急性胃扩张、胃穿孔、大量低渗性洗胃液致水中毒、水电解质紊乱、酸碱平衡失调、迷走神经兴奋致反射性心搏骤停等。护士应及时观察并采取相应的急救措施，做好记录。

8. 护士应注意患者的心理状态、合作程度及对康复的信心；向患者讲述操作过程中可能会出现不适，如恶心等，希望得到患者的合作；告知患者及其家属有误吸的可能和风险，以取得理解；向患者及其家属介绍洗胃后的注意事项；帮助自服毒物者改变认知；为患者保守秘密和隐私，减轻其心理负担。

9. 洗胃后，护士应注意患者胃内毒物的清除状况，观察其中毒症状是否得到缓解或控制。为幽门梗阻患者洗胃时，可在饭后 4~6 个小时或空腹时进行。护士需记录患者的胃内潴留量，以便了解梗阻程度，供临床输液参考。胃内潴留量=洗出量-灌入量。

【评价】

1. 患者及其家属理解洗胃的目的，能主动配合。

2. 操作熟练，方法正确。

3. 达到预期诊疗目的。

【图示】

洗胃的用物准备如图 27-1 所示，连接洗胃管如图 27-2 所示，调节洗胃机的参数如图 27-3 所示，拔管如图 27-4 所示。

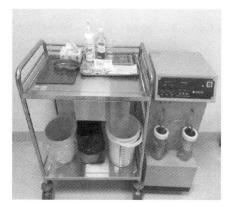

图 27-1　洗胃的用物准备

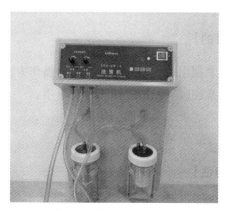

图 27-2　连接洗胃管

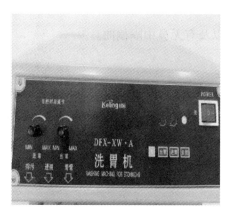

图 27-3　调节洗胃机的参数

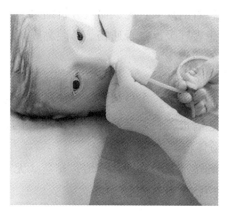

图 27-4　拔管

实训二十八　吸氧法

【目的】

1. 掌握用氧气筒为患者吸氧的操作方法。

2. 掌握吸氧的适应证、注意事项。

3. 熟悉吸氧装置的结构和作用。

4. 能正确换算氧浓度和氧流量。

【评估】

1. 患者的病情、临床诊断、治疗情况等。

2. 患者的心理状态、意识状态、理解合作程度。

3. 患者的缺氧状况、血气分析结果。

4. 患者呼吸道是否通畅、鼻腔黏膜情况，以及有无鼻中隔偏曲。

【准备】

1. 护士准备：衣帽整洁，修剪指甲，洗手，戴口罩。

2. 患者准备：患者及家属了解吸氧的目的、操作过程及需配合的事项；护士协助患者取舒适体位。

3. 环境准备：安静、整洁，安全（无火源、高温），光线充足，温度适宜。

4. 用物准备见表 28-1。

表 28-1　用物准备

用物	数量	用物	数量
（1）氧气筒	1 个	（9）小药杯（内盛有冷开水）	1 个
（2）治疗盘	1 个	（10）棉签	1 包
（3）医嘱本	1 个	（11）纱布	1 块
（4）速干免洗消毒液	1 瓶	（12）胶布	1 卷
（5）一次性鼻导管	1 根	（13）手电筒	1 个

表28-1(续)

用物	数量	用物	数量
(6) 氧气表（湿化瓶内装1/3~1/2冷开水）	1套	(14) 吸氧卡	1张
(7) 扳手	1个	(15) 氧气记录单	1张
(8) 弯盘	1个	(16) 笔	1支

【步骤】

1. 清洁气门。

护士打开氧气筒上的总开关放出少量的氧气。冲走气门上的灰尘后，护士关上总开关。

2. 装表。

（1）护士将氧气表接于氧气筒的气门上，用手初步旋紧，再用扳手扳紧。

（2）护士将湿化瓶和氧气表连接。

3. 连接鼻导管。

护士将鼻导管与湿化瓶的出口相连。

4. 检查。

护士检查流量表开关是否关好，然后打开总开关，再打开流量表开关，将鼻导管前端放入小药杯中。有气泡逸出即表明鼻导管通畅。检查完毕，护士关上流量表开关，并将它推至病室备用。

5. 核对、解释。

护士核对患者的床号、姓名，向患者解释操作的目的和方法。

6. 安置卧位。

护士协助患者取仰卧位或半坐卧位，使其头偏向于护士一侧；用湿棉签清洁鼻孔。

7. 调节氧流量。

护士根据医嘱及患者病情调节氧流量，自清洁鼻孔将鼻导管轻轻插入患者鼻孔约1 cm，用胶布将鼻导管固定于鼻翼处，并将其耳套部分挂在患者耳后。

8. 做记录，交代注意事项。

护士记录患者的用氧时间、氧流量，并将氧气卡挂在氧气筒上；向患者交代注意事项，提醒患者注意用氧安全。

9. 观察。

护士观察患者的缺氧症状、实验室指标、氧气装置有无漏气、患者有无氧疗不良反应、患者皮肤的颜色和呼吸情况、湿化瓶中的水量。

10. 停止吸氧，安置患者。

护士查对患者，向患者进行必要的解释说明，取下鼻导管，用纱布包裹前端，再关总开关，待氧气表内余氧放完后，再关流量表开关。

11. 卸表。

护士卸下湿化瓶，用一只手持氧气表，用另一只手拿扳手将流量表的螺帽扳松，再用手旋动螺帽，将表卸下。

12. 整理用物、洗手、做记录。

【健康指导】

1. 护士向患者及其患者家属解释氧疗的重要性。
2. 护士指导患者正确使用氧疗的方法及注意事项。
3. 护士积极宣传呼吸道疾病的预防保健知识。

【注意事项】

1. 护士严格遵守操作规程，注意用氧安全，切实做好"四防"：防震、防火、防热、防油。氧气筒应放于阴凉处，周围严禁烟火和易燃品。

2. 在用氧过程中，护士应经常观察患者的缺氧症状有无改善，每4小时检查1次氧气装置有无漏气，鼻导管是否通畅。

3. 用氧气时，护士应先调流量后插管上氧。停氧时，护士应先拔出导管，再关闭氧气开关，以免开错开关，大量氧气突然冲入呼吸道而损伤患者的肺组织。

4. 氧气筒内氧气不可用尽，压力表上指针降至0.5 Mpa即不可再用，以防止灰尘进入筒内，于再次充气时引起爆炸。

5. 对未用或已用完的氧气筒，护士应分别悬挂"满"或"空"的标志。

【评价】

1. 患者及其家属理解氧疗的目的，能主动配合。
2. 用物备齐，操作方法和步骤正确，操作熟练，操作过程沟通有效。
3. 达到预期护理的目的。
4. 氧疗装置无漏气，"四防"措施落实，患者对护士操作满意。

【图示】

吸氧的用物准备如图28-1所示，清洁气门如图28-2所示，装表如图28-3所示，连接鼻导管如图28-4所示。

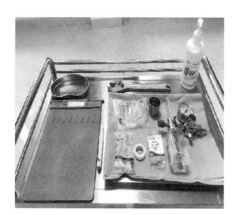

图 28-1　吸氧的用物准备

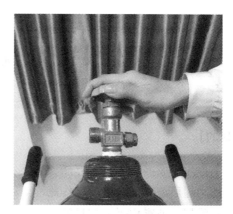

图 28-2　清洁气门

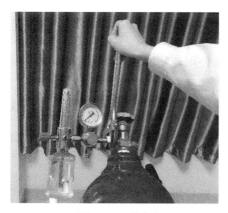

图 28-3　装表

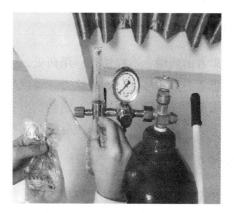

图 28-4　连接鼻导管

实训二十九　超声波雾化吸入

【目的】

1. 掌握超声波雾化吸入的方法。
2. 熟悉超声波雾化吸入的操作流程。
3. 熟悉超声波雾化吸入的目的。
4. 了解超声波雾化吸入的注意事项。

【评估】

1. 患者的病情、治疗情况、用药史，患者所使用药物的药理作用。
2. 患者的生命体征、心理状态、意识状态、理解合作程度。
3. 患者的呼吸道是否感染、通畅，患者有无支气管痉挛、呼吸道黏膜水肿、痰液等。
4. 患者面部有无感染，口腔黏膜有无感染、溃疡等。

【准备】

1. 护士准备：衣帽整洁，修剪指甲，洗手，戴口罩。
2. 患者准备：患者了解超声波雾化吸入的目的、方法、注意事项及配合要点；护士将一次性治疗巾铺于患者颈前，协助患者取卧位或坐位接受雾化治疗。
3. 环境准备：安静、整洁，光线充足，温度适宜。
4. 用物准备见表 29-1。

表 29-1　用物准备

用物	数量	用物	数量
（1）超声波雾化吸入器	1 台	（4）冷蒸馏水	1 瓶
（2）水温计	1 支	（5）生理盐水	1 瓶
（3）弯盘	1 个	（6）药液	1 支

【步骤】

1. 检查雾化器。

护士检查各部件是否完好，有无松动、脱落等异常情况。

2. 加冷蒸馏水于水槽内，浸没雾化罐底部的透声膜。

水槽和雾化罐内切忌加温水或热水；水槽内无水时不可开机，以免损坏机器。

3. 加药。

护士遵照医嘱稀释药液至 30~50 ml 并将其注入雾化罐内，检查无漏水后，将雾化罐放入水槽，盖紧水槽盖。

4. 核对、解释。

护士核对患者的床号、姓名，向患者解释操作的目的和方法，协助患者取舒适卧位。

5. 打开雾化器。

护士接通电源，打开电源开关（指示灯亮），预热 3~5 分钟；调整定时开关至所需时间（一般每次定 15 分钟）；打开雾化开关，调节雾量（水槽内须保持有足够的冷水，若水温超过 50 ℃或水量不足，应关机更换或加入冷蒸馏水）。

6. 指导患者。

护士指导患者手持雾化器，将口含嘴放入口中，紧闭嘴唇，深吸气，使药液充分到达细支气管和肺内，并屏气 1~2 秒，再用鼻子轻呼气，如此重复，直至药液吸完。

7. 治疗完毕，护士取下口含嘴，关雾化开关，再关电源开关。

8. 整理。

护士擦干患者面部，协助其取舒适卧位，整理床单位。

9. 消毒雾化器。

护士清理用物，放掉水槽内的水，擦干水槽；将口含嘴、雾化罐、螺纹管浸泡于消毒液内 1 个小时，再洗净晾干备用。

10. 洗手，记录。

护士洗手，记录雾化开始时间及持续时间、患者的反应和效果等。

【健康指导】

1. 护士向患者介绍超声波雾化吸入器的作用原理并教会其正确的使用方法。
2. 护士教会患者深呼吸的方法及用深呼吸配合雾化的方法。

【注意事项】

1. 护士熟悉雾化器性能：水槽内应保持足够的水量（虽有缺水保护装置，但不可在缺水状态下长时间开机），水温不宜超过 50 ℃。

2. 注意保护药杯及水槽底部晶体换能器，因药杯及晶体换能器易破碎，护士在操作和清洗过程中，动作要轻。

3. 护士观察患者痰液排出是否困难。当患者因黏稠的分泌物湿化后膨胀而不易咳出痰液时，护士应予以拍背，以协助其排出痰，必要时吸痰。

【评价】

1. 患者生命体征平稳，未感不舒适；超声波雾化吸入顺利。

2. 用物备齐，操作方法和步骤正确，操作熟练。

3. 在操作过程中，护士应注意观察、询问患者的反应，关心、保护患者。

【图示】

超声波雾化吸入的用物准备如图 29-1 所示，雾化器的管道连接如图 29-2 所示。

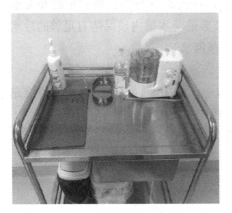 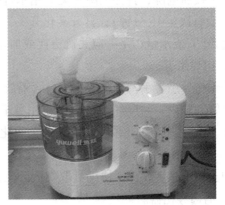

图 29-1　超声波雾化吸入的用物准备　　　　图 29-2　雾化器的管道连接

第二部分

评分标准

铺备用床考核评分标准

班级： 学号： 姓名： 主考： 年 月 日

项目	内 容	分值/分	得分/分	备注
准备 (6分)	1. 护士准备：衣帽整洁、修剪指甲、洗手、戴口罩	2		
	2. 用物准备：治疗车、床、床垫、床褥、棉胎、枕芯、大单、被套、枕套（物品按要求折叠并有序置于治疗车上）	2		
	3. 环境准备：安静、整洁、光线充足、通风良好，病室内无患者进行治疗或进餐	2		
操作步骤 (84分)	1. 推治疗车至床尾，移开床头桌，距床约 20 cm，移开床旁椅，距床尾正中约 15 cm，将用物按顺序放于椅面；检查床垫或根据需要翻转床垫	2		
	2. 铺被褥：护士站在床右侧；被褥放在近侧床头位置，整边对齐床纵中线，单层边对齐床头（4分）；展开并下拉被褥至床尾，铺平床褥（4分）	8		
	3. 铺大单： (1) 取大单放于床褥上，大单的中线对齐床头中线（4分）；分别向床头、床尾、近侧、对侧展开（4分）； (2) 先铺近侧床头，远离床头的手托起床垫一角，靠近床头的手伸过床头中线将大单折入床垫下并按住床头角（4分）； (3) 远离床头的手将距床头 30 cm 处大单边缘提起，使大单侧看呈等边三角形，以床沿为界将三角形分为上下两个部分（4分）；先将上半部分置于床上，下半部分平整塞于床垫下，再将上半部分翻下平整塞于床垫下（4分）； (4) 移至床尾，用相同方法铺床尾角（4分）； (5) 移至床中间，两手下拉大单中部边缘，将多余大单塞于床垫下（4分）； (6) 转至床对侧，同相同方法铺对侧大单	24		
	4. 铺被套（S形或卷筒式任选其一，以S形为例）： (1) 将被套整边对齐床纵中线，须边齐床头放于大单上（4分）；向床尾逐层打开被套，在床尾轻轻拉平被套（4分），将被套尾部开口端的上层打开至1/3处（2分）； (2) 将S形折叠的棉胎放于被套尾端开口处，使棉胎底边与被套开口缘平齐（4分）；拉棉胎上缘中部至被套封口处，对好两个上角（4分）；将竖折的棉胎依次向两边展开，先对侧后近侧展开棉胎，并将其平铺于被套内（4分）； (3) 护士移至床尾中间，依次逐层拉平被套下层底边、棉胎底边、被套上层底边（4分）；将被套连同棉胎尾端上折约 15 cm，系好被套尾端开口处系带（4分）； (4) 分别将盖被两侧边缘向内折叠，使其与床沿平齐（5分），并将尾端压于床垫下（5分）	40		
	5. 套枕套：于床尾处或护理车上套枕套；枕头四角充实、平整，枕套开口背门横放于床头	5		
	6. 移回床旁桌、床旁椅，整理用物、洗手	5		
要求 (10分)	1. 操作熟练，无多余动作，手法正确，操作省时、节力	2		
	2. 大单与床中线对齐，四角平整、紧扎	2		
	3. 枕头平整、充实，开口背门	2		
	4. 病室环境整洁、美观	2		
	5. 时间不超过 8 分钟，每超过 30 秒扣 1 分	2		
总分		100		

铺暂空床考核评分标准

班级：　　　　学号：　　　　姓名：　　　　主考：　　　　年　　月　　日

项目	内　　　容	分值/分	得分/分	备注
评估(6分)	1. 核对：患者床号、姓名、住院号	2		
	2. 解释：向患者及其家属解释操作的目的	2		
	3. 评估：患者是否可以离床活动；病室内无患者治疗或进餐，病室清洁、通风等	2		
准备(4分)	1. 护士准备：衣帽整洁、修剪指甲、洗手、戴口罩	2		
	2. 用物准备：治疗车、床、床垫、床褥、棉胎、枕芯、大单、被套、枕套	2		
操作步骤(80分)	1. 推车至病房床尾，移开床头桌使其距床约20 cm，移开床旁椅使其距床尾约15 cm，将用物放于椅子上	2		
	2. 铺被褥：护士站在床右侧；被褥放在近侧床头位置，整边对齐床纵中线，单层边对齐床头（2分）；展开并下拉至床尾，铺平床褥（2分）	4		
	3. 铺大单： (1) 将大单放于床褥上，令大单中线对齐床头中线（4分）；分别向床头、床尾、近侧、对侧展开大单（4分）； (2) 先铺近侧床头，用远离床头的手托起床垫一角，用靠近床头的手伸过床头中线将大单折入床垫下并按住床头角（4分）； (3) 远离床头的手将距床头30 cm处大单边缘提起，使大单侧看呈等边三角形，以床沿为界将三角形分为上下两个部分（4分）；先将上半部分置于床上，并将下半部分平整塞于床垫下，再将上半部分翻下平整塞于床垫下（4分）；移至床尾，用相同方法铺床尾角； (4) 移至床中间，两手下拉大单中部边缘，将多余大单塞于床垫下（2分）； (5) 转至床对侧，用相同方法铺对侧大单	22		
	4. 铺被套（S形或卷筒式任选其一，以卷筒式为例）： (1) 被套整边对齐床纵中线，将系带平齐床头放于床左侧（4分）；逐层将床单展开并拉平至对侧和床尾（4分）； (2) 将折叠好的棉胎整边对齐床纵中线，将最外层单层边平齐床头放于床左侧（4分）；逐层将床单展开并拉平至对侧和床尾（4分）； (3) 将被套和棉胎的床头两角一起向上反折约10 cm（4分）；将被套、棉胎一起从床头向床尾卷成滚筒状（4分）； (4) 卷至床尾时翻出内层的被套棉胎，再固定床尾被套和棉胎逐渐向床头铺平（4分）； (5) 护士至床头将棉被拉至平齐床头，拉出床头被套内两角（4分）；至床尾将下层被套、棉胎、上层被套依次逐层拉平整，系上系带（4分）； (6) 护士移至左侧床头，平齐左侧床沿内折左侧盖被，再移至左侧床尾平齐床沿内折盖被成被筒状（4分）；将左侧床尾盖被平整压于床垫下（4分）；用相同方法折右侧被筒； (7) 将备用床的被盖扇形三折于床尾（4分）	48		
	5. 套枕套：在床尾或护理车上将枕套套于枕芯上；枕头四角充实平整，枕套开口背门横放于床头	2		
	6. 移回床旁桌、床旁椅，整理用物、洗手	2		
要求(10分)	1. 操作熟练，无多余动作，手法正确，操作省时、节力	2		
	2. 大单与床中线对齐，四角平整、紧扎	2		
	3. 枕头平整、充实，开口背门	2		
	4. 病室环境整洁、美观	2		
	5. 时间不超过8分钟，每超过30秒扣1分	2		
总分		100		

铺麻醉床考核评分标准

班级：　　　学号：　　　姓名：　　　主考：　　　年　月　日

项目	内　　容	分值/分	得分/分	备注
评估 (6分)	1. 核对：床号	2		
	2. 解释：向患者及其家属解释操作的目的	2		
	3. 评估：患者的诊断、病情、手术和麻醉方式、术后抢救或治疗所需的物品；病室内无患者治疗或进餐，病室清洁、通风良好	2		
准备 (4分)	1. 护士准备：衣帽整洁、修剪指甲、洗手、戴口罩	2		
	2. 用物准备： (1) 床上用品：床、床垫、床褥、棉胎、枕芯、大单、橡胶单2张、中单2张、被套、枕套按顺序放于治疗车上，必要时准备床刷及刷套。 (2) 麻醉护理盘。 ①治疗巾内：开口器、舌钳、通气导管、牙垫、治疗碗、吸氧管、吸痰管、棉签、压舌板、平镊、纱布或纸巾。 ②治疗巾外：电筒、心电监护仪（血压计、听诊器）、治疗巾、弯盘、胶布、护理记录单、笔。 (3) 输液架，必要时备好吸痰器和给氧装置	2		
操作步骤 (80分)	1. 推车至病房床尾，移开床头桌，距床约20 cm，移开床旁椅，距床尾正中约15 cm，将用物按顺序放于椅面	2		
	2. 铺被褥：护士站在床右侧；被褥放在近侧床头位置，整边对齐床纵中线，单层边对齐床头（2分）；展开并下拉被褥至床尾，铺平被褥（2分）	4		
	3. 铺大单： (1) 取大单放于床褥上，令大单的中线对齐床中线（4分）；分别向床头、床尾、近侧、对侧展开大单（4分）； (2) 先铺近侧床头，远离床头的手托起床垫一角，靠近床头的手伸过床头中线将大单折入床垫下并按住床头角（4分）； (3) 远离床头的手将距床头30 cm处提起大单边缘，使大单侧看呈等边三角形，以床沿为界将三角形分为上下两个部分（4分）；先将上半部分置于床上，下半部分平整塞于床垫下，再将上半部分翻下平整塞于床垫下（4分）； (4) 移至床尾，用相同方法铺床尾角； (5) 移至床中间，两手下拉大单中部边缘，将其塞于床垫下（4分）； (6) 于床中部铺橡胶单和中单（橡胶单在下、中单在上）（4分），将余下部分塞于床垫下（4分）； (7) 转至床对侧，用相同方法铺好对侧大单、橡胶单和中单	32		

项目	内　　容	分值/分	得分/分	备注
	4. 铺被套： （1）将被套整边对齐床纵中线、须边对齐床头，并放于大单上（4分）；向床尾逐层打开被套，在床尾轻轻拉平被套，将被套尾部开口端的上层打开至1/3处（4分）； （2）将S形折叠的棉胎放于被套尾端开口处，棉胎底边与被套开口缘平齐（4分）；拉棉胎上缘中部至被套封口处，对好两个上角（4分）；将竖折的棉胎依次向两边展开，先对侧后近侧展开棉胎，并将其平铺于被套内（4分）； （3）护士移至床尾中间，依次逐层拉平被套下层底边、棉胎底边、被套上层底边（4分）；将被套连同棉胎尾端上折约15 cm，系好被套尾端开口处系带（2分）； （4）护士移至左侧，将盖被向内折叠使其与左侧床沿对齐（2分）；用相同方法折叠右侧盖被；再将床尾盖被向内折使其与床尾对齐（2分）； （5）将盖被三折叠于背门一侧，开口向门（4分）	34		
	5. 套枕套：在床尾或护理车上将枕套套于枕芯上，枕头四角充实、平整，将枕头横立于床头、开口背门（2分）	2		
	6. 移回床旁桌，将床旁椅移至背门一侧床边（2分）；将麻醉盘放置于床旁桌上（2分）；整理用物、洗手（2分）	6		
要求 (10分)	1. 操作熟练，无多余动作，手法正确，操作省时、节力	2		
	2. 大单与床中线对齐，四角平整、紧扎	2		
	3. 枕头平整、充实，开口背门	2		
	4. 病室环境整洁、美观	2		
	5. 时间不超过8分钟，每超过30秒扣1分	2		
总分		100		

无菌技术考核评分标准

班级：　　　　学号：　　　　姓名：　　　　主考：　　　　年　　月　　日

项目	内　　　容	分值/分	得分/分	备注
评估 (2分)	环境评估：清洁、宽敞、明亮、定期消毒，操作前30分钟无人打扫	2		
准备 (4分)	1. 护士准备：衣帽整洁、修剪指甲、洗手、戴口罩	2		
	2. 用物准备：治疗车、治疗盘、碘伏、棉签、无菌溶液、洗手液、无菌巾包、无菌持物钳、泡镊筒、无菌治疗碗包、外科手套、无菌容器、弯盘、标签、胶布（检查有效期）	2		
操作步骤 (86分)	1. 取用无菌治疗巾： （1）打开无菌治疗巾包。 ①检查并核对无菌巾包的名称、灭菌日期、有效期（1分），灭菌指示胶带有无变色（1分）；检查无菌巾包有无受潮或破损（1分）。 ②解开治疗巾包系带，将无菌包搁在清洁干燥平坦的台面上，打开无菌治疗巾包对侧角包布，将多余系带放在对侧角包布下（2分）；逐层打开左右角包布（手不可触及包布内面）（2分）。 （2）使用无菌持物钳夹取无菌治疗巾。 ①一手揭开泡镊筒盖子（手指不可触及盖子内面和泡镊筒内缘），另一只手闭合钳端后垂直向上自泡镊筒内取出无菌持物钳，然后关闭泡镊筒盖子（2分）。 ②一手揭开治疗巾包近侧角包布，另一只手使用无菌持物钳夹取一张无菌巾，将近侧角包布按原折痕放下（3分）。 ③将夹取出的无菌治疗巾置于治疗盘内，将无菌持物钳放回泡镊筒（2分）。 （3）关闭无菌治疗巾包。 ①将未用完的治疗巾包按先左右角后外角的顺序并按原折痕包好（内角应完全覆盖包内物品，手不可触及无菌巾内面）（2分），并用一字法缠绕系带（1分）。 ②修改包布外标签上的开包日期，打开过的治疗巾包的有效期为24个小时（1分）	18		
	2. 铺无菌盘： （1）双手捏住无菌巾一边外面两角，轻轻抖开，将其双层铺在治疗盘上（2分）； （2）将无菌巾上层扇形三折于治疗盘对边，边缘向外，使治疗盘成为一无菌区域（4分）	6		
	3. 打开治疗碗包： （1）检查治疗碗包的名称、灭菌日期、有效期（1分）；灭菌指示胶带有无变色（1分）；检查包布有无受潮或破损（1分）。 （2）解开系带，一手将多余系带缠绕在手上，另一手将包托在手上翻转（3分），直至完全解开系带后将系带放于托包的手中（1分）。 （3）手接触包布四角外面，依次揭开并捏住包布四角裹紧双手（4分），放治疗碗于无菌盘内（包布外面不可触及治疗盘内面）（2分）	13		

续表

项目	内　　容	分值/分	得分/分	备注
	4. 自无菌罐内夹取纱布： (1) 检查装有纱布的无菌容器并拧松盖子（1分），一手持无菌持物钳一手开盖，开盖后错开盖子上方持盖，使内面朝上（手不可触及盖的内面和边缘）（1分）； (2) 用持物钳夹纱布1块并将它放于治疗盘内（2分）； (3) 放回无菌持物钳（1分），盖上无菌容器盖子并注明开启时间（有效期为24个小时），将盖子放回原位（1分）	6		
	5. 取无菌溶液： (1) 核对无菌溶液的名称和有效期（1分）；检查瓶口有无松动、瓶身有无裂痕（1分）；对光检查溶液质量（有无变色、沉淀、结晶、絮状物）（1分）； (2) 用棉签蘸取适量碘伏（棉签头的2/3浸在消毒液），从开瓶位置开始旋转向下消毒瓶口（2分），打开无菌溶液瓶（不可触及瓶口及瓶塞内面）（2分）； (3) 端起溶液（瓶签朝手心），向弯盘内倒少许溶液，冲洗瓶口（3分），再以适当高度倒取无菌溶液于治疗碗内（2分），注明开瓶时间（有效期为24个小时）（1分）	13		
	6. 铺治疗盘： 用治疗巾上层外边缘遮盖无菌盘盘内用物，边缘对齐向上反折两次（2分），两侧边缘分别向下折一次（2分），注明铺盘时间（有效期为4个小时）（1分）	5		
	7. 将铺好的无菌盘、手套包携至患者床旁	1		
	8. 戴手套： (1) 检查手套包装是否完整、无破损、未受潮、在有效期内、尺码合适（3分）； (2) 将手套放在清洁平坦处并打开手套包装，后退一步，双手抹匀滑石粉（2分）； (3) 用一只手捏住手套的翻折部分（手套内面）提取手套（2分），并将其对准五指戴上，再用戴好无菌手套的手插入另一手套翻折内面（手套外面）戴上（4分）； (5) 翻手套边，扣套在衣袖外面（3分），准备无菌操作	14		
	9. 脱手套 (1) 操作完毕，用戴手套的手捏住另一手套腕部的外面，将其翻转脱下（3分）； (2) 再将脱下的手伸入另一只手套内，捏住内面边缘将手套向下翻转脱下（3分）； (3) 两只手套外面完全被包裹住扔进医疗垃圾桶内（2分）	8		
	10. 分类整理用物，洗手、记录	2		
要求 (8分)	1. 用物准备齐全，放置适当并保持无菌	1		
	2. 使用无菌持物钳时，始终保持钳端向下，持物钳使用后应立即放回容器内	1		
	3. 打开无菌容器时，手不可触及盖的边缘和内面，不可跨越无菌区	1		
	4. 夹取无菌容器内物品时，无菌持物钳及无菌物品不可触及容器的边缘	1		
	5. 打开无菌包的手不可触及包布内面	1		
	6. 不可将物品伸入无菌溶液内蘸取溶液，已倒出的溶液不可再倒回瓶内	1		
	7. 无菌盘应保持干燥，避免潮湿污染；手臂未跨越无菌区	1		
	8. 戴手套时，已戴手套的手不可接触未戴手套的手和另一只手套的内面，未戴手套的手不可接触手套的外面；脱手套时，避免强拉	1		
总分		100		

穿脱隔离衣考核评分标准

班级：　　　　学号：　　　　姓名：　　　　主考：　　　　　年　　月　　日

项目	内　　　容	分值/分	得分/分	备注
评估 (6分)	1. 穿隔离衣的环境是否清洁、空间是否宽敞	2		
	2. 患者的病情、临床表现、治疗及护理情况	2		
	3. 患者目前采取的隔离种类及隔离措施	2		
准备 (6分)	环境准备：清洁、空间宽敞	2		
	护士准备：衣帽整洁、修剪指甲、取下手表；卷袖过肘、洗手、戴口罩	2		
	用物准备：隔离衣、挂衣架、洗手设施	2		
穿隔离衣 (40分)	1. 取衣：手持衣领取下隔离衣（2分）；污染面向外，衣领两端向外折齐（2分）；对齐肩缝，露出肩袖内口，清洁面朝向自己（3分）	7		
	2. 穿袖：一手持衣领（1分），另一只手伸入袖内，举起手臂，持衣领的手往上拉，将衣袖穿好，注意勿触及面部（4分）；换手持衣领，依以上方法穿好另一只衣袖（4分）	9		
	3. 系领：两手持衣领（2分），由领子中央顺着边缘由前向后系好衣领（4分）	6		
	4. 系袖口：系上袖口的袖带（4分），用相同方法系好另一只袖口的袖带（4分）	8		
	5. 系腰带：将隔离衣一边（腰下约5 cm处）逐渐向前拉（2分），捏住衣边，用相同方法捏住另一侧衣边（2分）；两手在背后将衣边边缘对齐，向一侧折叠，用一只手按住折叠处（2分），用另一只手将腰带拉至背后折叠处（2分），腰带在背后交叉，回到前面打一活结系好（2分）	10		
脱隔离衣 (40分)	1. 解腰带：解开腰带（2分），在前面打一活结（3分）	5		
	2. 解袖口：解开袖口，上拉衣袖（2分），将肘部将部分衣袖塞于工作衣袖内，充分暴露双手（3分）；用相同方法塞好另一只衣袖（5分）	10		
	3. 清洁、消毒双手：双手向下，用流动水淋湿前臂下1/3处及手部（2分）；取适量肥皂或洗手液均匀涂抹前臂下1/3处及手部，再按七步洗手法规范洗手（5分）；擦干后再使用速干免洗消毒剂按七步洗手法搓揉消毒双手，时间不少于15秒（3分）	10		
	4. 解衣领：按刷手法消毒双手后，用清洁的手沿衣领边向后解开领口系带	5		
	5. 一手伸入另一侧袖口内，拉下衣袖（2分），再用衣袖遮住的手在外面握住另一衣袖的外面并拉下袖子（3分）；两手在袖内使袖子对齐，双臂逐渐退出（2分）；双手持领，将隔离衣两边对齐，挂在衣钩上（如挂在半污染区，清洁面向外；若挂在污染区，则污染面向外）（3分）	10		
要求 (8分)	1. 清洁污染概念明确，清洁面未污染	4		
	2. 操作熟练敏捷，方法正确	4		
总分		100		

口腔护理考核评分标准

班级：　　　学号：　　　姓名：　　　主考：　　　　　年　　月　　日

项目	内　　容	分值/分	得分/分	备注
评估 (6分)	1. 核对：床号、姓名、住院号	2		
	2. 解释：向患者及其家属解释口腔护理的目的、方法、注意事项及配合要点	2		
	3. 评估：患者病情，意识、自理能力、配合程度，口腔卫生情况	2		
准备 (6分)	1. 护士准备：衣帽整洁、剪指甲、洗手、戴口罩	2		
	2. 环境准备：清洁、空间宽敞，光线明亮	1		
	3. 患者准备：了解口腔护理的目的、方法、配合要点	1		
	4. 用物准备：治疗盘、口腔护理包（治疗碗盛棉球、弯盘、弯止血钳2把、压舌板）、水杯、吸水管、棉签、液状石蜡、手电筒、纱布、治疗巾、口腔护理液、免洗手消毒液、生活垃圾桶、医疗垃圾桶（必要时，准备开口器和口腔外用药）	2		
操作步骤 (68分)	1. 备齐用物至床旁，核对床号、姓名、住院号	3		
	2. 协助患者侧卧或仰卧，头偏向一侧，面向护士	5		
	3. 铺治疗巾于患者颈下（2分），置弯盘于患者嘴角旁（2分）	4		
	4. 倒漱口液，润湿并清点棉球数量	5		
	5. 用棉签蘸取生理盐水湿润口唇	3		
	6. 协助患者用吸水管吸水漱口	3		
	7. 嘱咐患者张口，护士一手持手电筒，一手持压舌板观察其口腔情况；对于昏迷患者或牙关紧闭者，护士可用开口器协助其张口	5		
	8. 按以下顺序擦拭： （1）用弯止血钳夹取含有口腔护理液的棉球，拧干（4分）； （2）嘱咐患者咬合上、下齿，用压舌板撑开其左侧颊部，纵向擦洗其牙齿左外侧面，由白齿洗向门齿，用相同方法擦洗牙齿右外侧面（5分）； （3）嘱咐患者张开上、下齿，擦洗牙齿左上内侧面、左上咬合面、左下内侧面、左下咬合面，弧形擦洗其左侧颊部，用相同方法擦洗其右侧牙齿（5分）； （4）擦洗患者舌面、舌下及硬腭部（3分）； （5）擦洗完毕，再次清点棉球数量（3分）	20		
	9. 协助患者再次漱口，用纸巾或纱布擦净患者口唇	3		
	10. 观察并评估患者口腔情况	5		
	11. 为患者涂液状石蜡或润唇膏	2		
	12. 撤去弯盘和治疗巾，协助患者取舒适体位，整理床单元	5		
	13. 整理用物，洗手，记录	5		
要求 (10分)	1. 擦洗时，动作轻柔，防止损伤患者黏膜	4		
	2. 一个棉球只能擦拭一个部位，擦洗时需用血管钳夹紧棉球	4		
	3. 使用的棉球不可过湿，以不能挤出液体为宜	4		
	4. 擦洗顺序和方法正确，清洁彻底	4		
	5. 护患沟通有效，关爱患者	4		
总分		100		

鼻饲法考核评分标准

班级： 学号： 姓名： 主考： 年 月 日

项目	内　　　容	分值/分	得分/分	备注
评估 (6分)	1. 核对：床号、姓名、住院号	2		
	2. 解释：鼻饲法的目的、简要过程、配合要点	2		
	3. 评估：患者的病情及治疗情况，患者有无插管经历，患者的心理状态、理解合作程度、鼻腔情况	2		
准备 (6分)	1. 护士准备：衣帽整洁，修剪指甲，洗手，戴口罩	2		
	2. 环境准备：用围帘遮挡患者，请无关人员回避，保持合适的温度	1		
	3. 患者准备：了解鼻饲法的目的、方法、配合要点	1		
	4. 用物准备： (1) 治疗巾内：治疗碗、胃管、棉签、纱布、压舌板、手套、50 ml空针。 (2) 治疗巾外：免洗手消毒液、弯盘、毛巾、别针、听诊器、胶布、液状石蜡、胶圈、纸巾、医嘱执行单、管道标识、松节油、水温计（必要时，备漱口或口腔护理用物）。 (3) 治疗车下层：医疗垃圾桶、黄色垃圾桶	2		
操作步骤 (78分)	1. 核对解释：携用物至患者床旁，核对其床号，姓名，住院号（1分），询问其是否可以开始操作（1分）	2		
	2. 安置卧位：协助患者取半卧位或右侧卧位，协助昏迷患者去枕平卧（2分）；令患者头向后仰，有义齿者取下义齿（2分）	4		
	3. 铺巾置盘：将治疗巾围于患者颌下（2分），并将弯盘置于患者嘴角旁，将餐巾纸放在便于取用处（2分）	4		
	4. 备胶布：备短胶布一条、长胶布两条放于适当处	2		
	5. 选择、清洁鼻腔：观察鼻腔（2分）；选择通畅一侧，用棉签蘸取温开水清洁鼻腔（2分）	4		
	6. 测量胃管长度并标记：用镊子夹持胃管以前额发际至剑突的距离或鼻尖经耳垂至剑突的距离为插入长度（4分），用短胶布标记插入长度（2分）	6		
	7. 润滑胃管：用棉签蘸取液状石蜡润滑胃管前端（2分）	2		
	8. 插胃管：左手托住胃管末端，右手用镊子夹持胃管前端，沿选定侧鼻孔先稍向上平行，再向后下缓缓插入（4分）；插入咽喉部10~15 cm时，嘱咐患者做吞咽动作，同时顺势将胃管轻轻插入（4分）；插胃管至标记处，暂固定（2分）	10		
	9. 检查并固定胃管：用注射器抽吸到胃内容物后（2分），用胶布将其妥善固定在患者鼻翼及面颊部（2分）	4		

续表

项目	内　　容	分值/分	得分/分	备注
	10. 鼻饲喂食： （1）注入少量温开水后灌注食物或药液（2分），鼻饲完毕再次注入少量温开水冲洗胃管内腔（2分）； （2）反折胃管末端或关闭胃管末端管盖并用纱布包好（2分），用别针将其固定于枕旁或患者衣领处（2分）； （3）清洗注射器，并将其放入治疗盘内，盖好备用（2分）	10		
	11. 操作后处理： （1）清洁口腔、鼻腔，整理用物、床单位（2分）； （2）嘱咐患者维持原卧位20~30分钟（2分）； （3）洗手并记录鼻饲液种类、数量，插管时间，患者反应，胃潴留情况（2分）	6		
	12. 拔管： （1）携用物至患者床旁，核对其床号、姓名、住院号，询问其是否可以开始操作（2分）； （2）铺治疗巾，置弯盘于患者颌下（2分）；夹紧胃管末端置于弯盘，揭去固定的胶布（2分）； （3）戴手套（2分），近鼻孔处胃管用纱布包裹，嘱咐患者深呼吸，在患者呼气时拔管（2分）；边拔边用纱布擦拭胃管，到咽喉处快速拔出（2分）；用纱布包裹胃管置于弯盘后移除弯盘（2分）； （4）清洁患者口、鼻、面部，擦去胶布痕迹（2分）；协助患者漱口（2分）； （5）脱手套，协助患者取舒适卧位（2分）；整理床单位，清理用物（2分）； （6）洗手并记录拔管时间和患者反应（2分）	24		
要求（10分）	1. 操作熟练，动作敏捷、轻柔	3		
	2. 在操作中，护士关心患者，护患沟通有效，患者能配合操作	3		
	3. 用物齐备，处理规范	4		
总分		100		

一次性导尿术考核评分标准

班级：　　　　学号：　　　　姓名：　　　　主考：　　　　　　　年　　月　　日

项目	内　　　容	分值/分	得分/分	备注
评估 （8分）	1. 核对：床号、姓名、住院号	2		
	2. 解释：导尿目的、简要过程、配合要点	2		
	3. 评估：患者病情（口述阑尾炎术后尿潴留情况），生命体征、心理状态、理解合作程度（2分），膀胱充盈度及会阴部皮肤黏膜情况（检查局部）	4		
准备 （6分）	1. 护士准备：衣帽整洁，修剪指甲，洗手，戴口罩	1		
	2. 环境准备：用围帘遮挡患者，室温合适，光线充足	2		
	3. 患者准备：了解一次性导尿术的目的、方法、配合要点	1		
	4. 用物准备： （1）治疗车上层：无菌导尿包、免洗手消毒液、弯盘、一次性橡胶单、泡镊筒、无菌持物钳、消毒液。 （2）治疗车下层：便盆及便盆巾、生活垃圾桶、医用垃圾桶	2		
操作步骤（76分）	1. 携用物至患者床旁，核对患者床号、姓名、住院号，询问患者是否可以开始操作	2		
	2. 松开床尾盖被，帮助患者脱去对侧裤腿，并将其盖在患者近侧腿部，盖上浴巾，用被盖遮盖患者对侧腿和上身	2		
	3. 安置卧位：协助患者取屈膝仰卧位，两腿略向外展，暴露外阴（2分）；将治疗巾垫在患者臀下（2分）	4		
	4. 初次消毒：将初次消毒的用物置于患者两腿之间（2分）；一只手戴手套，另一只手持血管钳夹消毒液棉球进行初次消毒（共8分，消毒顺序占4分，消毒手法占4分）。 女性患者：消毒阴阜、对侧大阴唇、近侧大阴唇、戴手套的手分开大阴唇后消毒对侧小阴唇、近侧小阴唇、尿道口。 男性患者：消毒阴阜、阴茎、阴囊，用纱布包裹阴茎后将包皮向后推，旋转擦拭消毒尿道口、龟头、冠状沟	10		
	5. 消毒完毕，脱下手套置弯盘内（2分），将弯盘及治疗碗移至治疗车下层的医疗垃圾桶内（3分）	5		
	6. 打开导尿包： （1）检查导尿包并将其放在患者两腿之间，按无菌技术操作原则打开导尿包（4分）； （2）用无菌持物钳将盛消毒棉球小药杯夹至导尿包边缘，倾倒消毒液至治疗碗（2分）； （3）洗手（1分），取出无菌手套并戴好（4分）； （4）取出孔巾，并将其铺在患者的外阴处并暴露会阴部（4分）	15		
	7. 润滑尿管：按操作顺序整理好用物，取出导尿管（2分）；用润滑液棉球润滑导管前端（3分）	5		

项目	内　　容	分值/分	得分/分	备注
	8. 再次消毒：弯盘置于外阴处（1分），再次进行消毒（共9分，其中，消毒顺序占4分，消毒手法占4分，消毒完毕手仍然固定导尿局部占1分）。 女性患者：以左手拇指、食指分开大阴唇，以右手持血管钳夹消毒液棉球依次消毒尿道口、对侧小阴唇、近侧小阴唇、尿道口，消毒尿道口时稍停片刻以增强消毒效果，消毒完毕左手仍固定小阴唇。 男性患者：用纱布包裹阴茎将包皮向后推，暴露尿道口，以尿道口为中心螺旋向外向下消毒龟头、冠状沟，消毒完毕仍然用纱布包裹阴茎将包皮向后推	10		
	9. 消毒完毕，用镊子将污染弯盘拖至床尾（2分）	2		
	10. 插导尿管：嘱咐患者张口呼吸（1分），并插导尿管（4分）。 女性患者：用镊子夹取尿管头端，对准尿道口，轻轻插入尿道4~6 cm、见尿再插入1 cm。 男性患者：提起阴茎与腹壁呈60度角，用镊子夹取导尿管对准尿道口轻轻插入20~22 cm，见尿液流出再插入1~2 cm	5		
	11. 导尿：松开固定小阴唇的手，将尿液倒入便盆内（3分）；导尿结束，轻轻拔出尿管（2分）	5		
	12. 脱去手套（2分），收拾导尿用物及患者臀下的一次性治疗巾，并将它们弃于医用垃圾桶内（1分），洗手（1分）	4		
	13. 协助患者穿好裤子，整理床单元（2分）；向患者讲解注意事项（3分）	5		
	14. 携用物至处置间进行分类处理，洗手，记录	2		
要求 (10分)	1. 操作有序，并按无菌操作进行，预防尿路感染	2		
	2. 保护患者自尊，遮挡操作环境	2		
	3. 消毒外阴及尿道口的棉球每个限用一次	2		
	4. 插管时动作轻柔、熟练，避免损伤尿道黏膜	2		
	5. 护患沟通有效；护士关爱患者，保护患者隐私，观察患者病情	2		
总分		100		

灌肠法考核评分标准

班级：　　　　学号：　　　　姓名：　　　　主考：　　　　　　年　　月　　日

项目	内　　容	分值/分	得分/分	备注
评估 (6分)	1. 核对：床号、姓名、住院号	2		
	2. 解释：大量不保留灌肠的目的、简要过程、配合要点	2		
	3. 评估：患者的病情、生命体征、心理状态、理解合作程度，询问患者是否需要排便	2		
准备 (6分)	1. 护士准备：衣帽整洁，修剪指甲，洗手，戴口罩	1		
	2. 环境准备：用围帘遮挡患者，室温合适，光线充足	2		
	3. 患者准备：了解灌肠法的目的、方法、配合要点	1		
	4. 用物准备： (1) 治疗车上层：一次性使用肠道冲洗袋、免洗手消毒液、治疗盘、弯盘、一次性治疗巾、棉签、液状石蜡、PE手套、卫生纸、水温计、肥皂液 500 ml、医嘱本。 (2) 治疗车下层：便盆和便盆巾、生活垃圾桶、医用垃圾桶	2		
操作步骤 (78分)	1. 携用物至患者床旁，核对患者床号、姓名、住院号，询问患者是否可以开始操作	3		
	2. 测量温度：用水温计测量灌肠溶液温度	2		
	3. 检查一次性肠道冲洗袋是否在有效期内且包装完好（2分）；打开一次性肠道冲洗袋，关闭调节阀，倒入灌肠液（6分）	8		
	4. 挂液：调节输液架高度，挂灌肠袋于输液架上，液面距肛门40~60 cm	3		
	5. 初次排气：打开调节阀（2分），倒置茂菲氏滴管（2分），折叠滴管根部（2分），挤压滴管使液体流入滴管内，待液面达1/2~2/3时关闭调节阀（2分），将肛管置于输液架上（1分）	9		
	6. 安置卧位：协助患者取左侧卧位，双膝屈曲，身体移至床边（3分）；协助患者脱裤至膝部（2分）；将治疗巾垫于臀下（2分）；弯盘置于肛门处（2分）	9		
	7. 润滑、再次排气：洗手，戴手套（3分）；取棉签蘸取适量液状石蜡，润滑肛管前端（3分）；排出管内剩余气体后关闭调节阀（3分）	9		
	8. 插管：一手持卫生纸分开患者臀部，暴露肛门（3分），嘱咐其深呼吸（3分）；另一只手持肛管轻轻插入肛门7~10 cm（3分）	9		
	9. 灌液：固定肛管（2分），松开调节器（1分），使灌肠液缓缓流入（3分）。	6		
	10. 拔管：灌肠液即将流尽时，关闭调节器（2分）；用卫生纸包裹肛管（1分），拔出肛管并将其置于弯盘内（2分），擦净肛门（2分），取下肠道冲洗袋并将其置于医疗垃圾桶内（2分）	9		
	11. 保留溶液：协助患者穿好衣裤（2分），嘱咐患者平卧（2分），尽可能保留5~10分钟后排便（2分）	6		
	12. 操作后处理：整理床单元，清理用物（2分）；携用物至处置间进行分类处理，洗手，记录（3分）	5		
要求 (10分)	1. 关爱患者，保护隐私，观察病情	3		
	2. 操作有序，动作熟练	3		
	3. 护患沟通有效，护士准确叙述注意事项	4		
总分		100		

皮试液配置考核评分标准

班级：　　　学号：　　　姓名：　　　主考：　　　年　月　日

项目	内　　容	分值/分	得分/分	备注
评估(4分)	患者的用药史（1分）、过敏史（1分）和家族过敏史（1分）；环境明亮、空间宽敞、定期消毒，操作前30分钟无人打扫（1分）	4		
准备6分	1. 护士准备：衣帽整洁，修剪指甲，洗手，戴口罩	2		
	2. 用物准备：操作台、治疗盘、治疗巾、弯盘、头孢菌素、0.5%碘伏消毒液、棉签、开瓶器、生理盐水、10 ml注射器、1 ml注射器、洗手液、医疗垃圾桶、生活垃圾桶、锐器桶	2		
	3. 环境准备：室温合适，光线充足，符合操作标准	2		
操作步骤（80分）	1. 备药、查对：核对医嘱（1分），仔细检查药物的名称（1分）、剂量（1分）、生产批号（1分）、失效期（1分）、质量（1分）	6		
	2. 消毒药物瓶口：取头孢菌素密封瓶，并去除外盖（2分）；用棉签蘸取0.5%碘伏消毒液自瓶盖中心向外螺旋形消毒瓶盖及瓶颈（3分）	5		
	3. 消毒生理盐水瓶口：取生理盐水，拉开塑料拉环（1分）；用0.5%碘伏消毒液自瓶盖中心向外螺旋形消毒瓶盖及瓶颈（3分）	4		
	4. 配置A液：检查10 ml注射器（3分），取出并接好针头（3分），松动并取下针帽（3分），抽吸2 ml生理盐水并将其注入头孢菌素密封瓶中（4分），摇匀（2分）（浓度为250 mg/ml）	15		
	5. 检查1 ml的注射器（3分），取出针身（含活塞的针筒部分），取下密封瓶连接的10 ml注射器的针身（自针栓处）并将它弃于医疗垃圾桶内（5分），遵循无菌原则将1 ml注射器针身连接到密封瓶连接的针头上（4分）	12		
	6. 配置B液：拉动活塞抽吸密封瓶内A液0.2 ml（4分），再抽吸生理盐水0.8 ml（4分），摇匀（2分）（浓度为50mg/ml）	10		
	7. 配置C液：弃去B液0.9 ml（4分），剩余0.1 ml，再抽吸生理盐水至1 ml（4分），摇匀（2分）（浓度为5 mg/ml）	10		
	8. 配置目标浓度皮试液：弃去C液0.9 ml，剩余0.1 ml（4分）；再抽吸生理盐水至1 ml（4分），摇匀（2分），即所需的500 ug/ml皮试液	10		
	9. 套上针帽（2分）；将注射器置于注射盘内，盖上治疗巾（2分）	4		
	10. 对用物进行分类处理（2分），洗手（2分）	4		
要求(10分)	1. 操作台面干净整洁	3		
	2. 用物备齐，操作方法和步骤正确	3		
	3. 严格执行无菌技术操作规程，防止污染	4		
总分		100		

皮内注射考核评分标准

班级: 学号: 姓名: 主考: 年 月 日

项目	内 容	分值/分	得分/分	备注
评估 (3分)	核对: 患者床号、姓名、住院号	1		
	解释: 操作的目的、方法和配合方法	1		
	评估: 患者的病情、"三史"(用药史、过敏史、家族史)、心理状态、注射部位的皮肤情况	1		
准备 (7分)	1. 护士: 衣帽整洁, 修剪指甲, 洗手, 戴口罩	2		
	2. 环境准备: 安静、整洁, 光线充足, 温度适宜	2		
	3. 患者准备: 了解皮内注射的目的、方法、配合要点	2		
	4. 用物准备: 免洗手消毒液、口罩、治疗车、无菌治疗盘、弯盘、棉签、砂轮、纱布、无菌治疗巾、75%乙醇消毒液、1 ml 注射器、注射卡、药液、锐器桶、黄色垃圾桶、黑色垃圾桶	1		
操作步骤 (80分)	1. 备药、核对、解释 (1)按医嘱吸取药液(5分); (2)携用物至患者床旁, 对照医嘱核对床号、姓名、药名、浓度、剂量、用法、时间(3分); (3)再次询问用药史、过敏史、家族史(3分)	11		
	2. 选择部位: 协助患者取合适的体位(3分), 暴露前臂掌侧下段皮肤(3分)	6		
	3. 消毒: 用无菌棉签蘸取适量75%乙醇消毒液, 由进针点向外周螺旋消毒(消毒直径大于5 cm)	5		
	4. 操作中核对: 再次核对床号、姓名、药名、浓度、剂量、用法、时间	3		
	5. 穿刺、注射 (1)核对无误后, 排尽注射器内空气(3分); (2)一手绷紧注射部位皮肤, 另一手持注射器, 针尖斜面向上与皮肤呈5度角刺入皮内(4分); (3)待针尖斜面完全进入皮内, 放平注射器(3分); (4)用绷紧皮肤手的拇指固定针栓(3分), 用另一只手推动活塞柄缓缓注入药液0.1 ml(3分), 使局部隆起形成一半球状的皮丘, 皮丘皮肤变白并显露毛孔(4分)	20		
	6. 拔针: 注射完毕, 迅速拔出针头(勿按压穿刺处)(3分); 记录注射时间(3分); 注意观察、询问患者有无不适(3分)	9		
	7. 操作后核对: 对照医嘱再次核对床号、姓名、药名、浓度、剂量、用法、时间	3		
	8. 整理用物: 协助患者取舒适体位, 整理床单位(3分); 进行垃圾分类处理(3分); 洗手, 记录(3分)	9		

续表

项目	内　　容	分值/分	得分/分	备注
	9. 告知患者注意事项： （1）不可按揉穿刺处及皮丘，不可用手拭去药液（3分）； （2）15~20分钟后可判定结果，20分钟内不可离开病房（3分）； （3）如有不适立即告知医务人员（3分）	9		
	10. 判断、记录：根据观察结果做出判断；如为阳性应将结果记录在患者病历、床尾卡、体温单、医嘱本上，并告知主管医师、患者及其家属	5		
要求 (10分)	1. 操作方法正确、操作熟练	2		
	2. 注入剂量为 0.1 ml，局部皮丘呈一圆形，皮肤变白，毛孔变大	2		
	3. 严格执行无菌操作	2		
	4. 严格执行查对制度	2		
	5. 护患沟通有效	2		
总分		100		

肌内注射考核评分标准

班级： 学号： 姓名： 主考： 年 月 日

项目	内 容	分值/分	得分/分	备注
评估（3分）	1. 核对：床号、姓名、住院号	1		
	2. 解释：解释肌内注射的目的、方法、注意事项及配合要点、药物作用及其副作用	1		
	3. 评估：患者病情、意识状态、理解合作程度；检查注射部位的肢体活动能力、皮肤状况	1		
准备（7分）	1. 护士准备：衣帽整洁，修剪指甲，洗手，戴口罩	2		
	2. 环境准备：用围帘遮挡患者，室温合适，光线充足	2		
	3. 患者准备：了解皮内注射的目的、方法、配合要点	2		
	4. 用物准备： (1) 治疗车上层：治疗车、治疗盘、注射卡、医嘱本、2~5 ml 无菌注射器、6~7 号针头、按医嘱准备药液、皮肤消毒剂、棉签、垃圾桶。 (2) 治疗车下层：生活垃圾桶、医用垃圾桶	1		
操作步骤（80分）	1. 查对、备药：严格执行查对制度和无菌操作原则，按医嘱吸取药液	5		
	2. 核对、解释： (1) 核对患者的床号、姓名（3分）； (2) 向患者解释肌内注射的目的和方法、所用药物、作用及其副作用（3分）	6		
	3. 安置卧位：协助患者取舒适、正确体位，注意保暖	4		
	4. 选择注射部位（臀大肌）： 十字法：从臀裂顶点向左或向右画一水平线，然后从髂嵴最高点做一垂直平分线，将一侧臀部分为四个象限，其外上象限（避开内角）为注射区。 连线法：从髂前上棘至尾骨做一连线，其外上 1/3 处为注射部位	10		
	5. 消毒：常规消毒皮肤，消毒范围的直径为 5 cm 以上，待干	5		
	6. 再次核对、排气：再次核对药物（3分），驱尽注射器内空气（3分）	6		
	7. 推药：用一只手的拇指、食指绷紧皮肤（4分），用另一只手持针以中指固定针栓（4分），将针头迅速垂直刺入针梗的 1/2~2/3（5分）；松开绷紧皮肤的手，抽动活塞无回血（5分），缓慢注入药物（2分）	20		
	8. 拔针、按压：注射完毕，将干棉签轻放至针眼处，快速拔针（5分）；用棉签按压片刻（5分）	10		
	9. 再次查对（3分），协助患者取舒适体位（3分），整理床单元（2分）	8		
	10. 分类处理用物（3分），洗手记录（3分）	6		
要求（10分）	1. 用物备齐，操作方法和步骤正确，动作熟练	2		
	2. 注射部位选择正确，注射角度和深度合适	2		
	3. 遵守无菌原则，操作过程无污染	2		
	4. 严格执行"三查七对"制度	2		
	5. 操作过程中注意观察、询问患者的反应，保护患者隐私	2		
总分		100		

一次性静脉输液考核评分标准

班级：　　　　学号：　　　　姓名：　　　　主考：　　　　年　　月　　日

项目	内　　容	分值/分	得分/分	备注
评估 (3分)	1. 核对：床号、姓名、住院号	1		
	2. 解释：静脉输液的方法、配合要点、药物作用及其副作用	1		
	3. 评估：患者病情、意识状态、理解合作程度，检查注射部位的肢体活动能力、皮肤状况	1		
准备 (7分)	1. 护士准备：着装整洁，修剪指甲，洗手，戴口罩	2		
	2. 环境准备：用围帘遮挡患者，室温合适，光线充足	2		
	3. 患者准备：了解输液的目的，排空大小便，取舒适卧位	2		
	4. 用物准备：治疗车、液体及药物、医嘱本、速干免洗消毒液、无菌棉签、消毒溶液、砂轮、注射器、一次性输液器、基础治疗盘用物、止血带、治疗巾、挂表、笔、垃圾桶、弯盘、标签、输液贴	1		
操作步骤 (80分)	1. 准备药液：根据医嘱核对药液瓶签，检查药液质量，消毒瓶盖，根据医嘱加入药物	5		
	2. 核对、解释：携用物至床旁，核对医嘱，查对床号、姓名、药名、浓度、剂量、用法、时间（3分）；再次解释，协助患者取舒适体位（2分）	5		
	3. 挂瓶、排气： （1）调整好输液架的位置。 （2）插输液器：消毒瓶塞，检查输液器有效期及包装（3分）；打开包装，取出输液器，拔掉针头的护针帽，将其插入瓶塞中至针头根部（3分）。 （3）排气：将输液瓶倒挂于输液架上；倒持茂菲氏滴管、上举，打开调节器，药液到达茂菲氏滴管的1/2~2/3后，迅速倒转滴管，并缓慢放低输液管使液体下降，直至排尽输液管及针头的空气且药液未流出（8分）。 （4）固定输液器：关闭调节器，加固头皮针与输液管连接处（3分）；将带有针帽的针头固定于输液架上（3分）	20		
	4. 选择静脉：在穿刺部位上方6~8 cm处扎止血带，选择粗而直、弹性好、相对固定的静脉，探明静脉走向和深浅后松开止血带	2		
	5. 铺巾：在穿刺部位的肢体下铺治疗巾	1		
	6. 消毒皮肤：用无菌棉签蘸取适量消毒液以穿刺点为中心消毒（消毒直径大于5 cm），待干（3分）；备胶布和输液贴（1分）	4		
	7. 再次消毒，再次核对：扎上止血带（1分）；用相同方法进行再次消毒，待干（3分）；再次核对输液瓶签和患者信息（3分）	7		

续表

项目	内　　容	分值/分	得分/分	备注
	8. 静脉穿刺： （1）再次排气：打开调节器再次排气，确认茂菲氏滴管以下输液管内无气泡后关闭调节器（3分）。 （2）进针：左手绷紧患者皮肤，右手持针（2分）；针尖斜面向上与皮肤呈15度到30度自静脉上方或侧面刺入（2分）；见回血后将针头放平（2分），再沿静脉方向平行进针少许（1分）	10		
	9. 三松一固定： （1）观察液体输入顺畅、患者无不适后（2分），放松止血带，打开调节器开关，嘱咐患者松拳（6分）； （2）用第1条胶布固定针柄（1分）； （3）用第2条胶布或输液贴覆盖进针处（1分）； （4）将针头附近输液管环绕好，用第3条胶布或输液贴固定（1分）； （5）必要时用第4条胶布固定	11		
	10. 撤治疗巾、调节滴速：取回止血带，撤去治疗巾（1分）；调节滴速（一般成人为40~60滴/分，儿童为20~40滴/分）（1分）	2		
	11. 再次核对，安置患者：再次查对（3分）；协助患者取舒适的体位，整理床单位（1分）；置呼叫器于患者易取处（1分）；整理用物，记录并签名（1分）	6		
	12. 拔针按压：输液完毕，关闭调节器，轻揭胶布（1分）；将消毒干棉签放于穿刺点上方，迅速拔针（2分），按压3~5分钟至不出血	3		
	13. 操作后处理：整理用物（2分）；洗手、做好记录（2分）	4		
要求（10分）	1. 在操作过程中，注意观察、询问患者的反应，保护患者隐私	2		
	2. 排气方法正确，动作熟练	2		
	3. 穿刺角度和深度合适	2		
	4. 遵守无菌原则，消毒方法规范，操作过程无污染	2		
	5. 严格执行"三查七对"制度	2		
总分		100		

吸痰法考核评分标准

班级：　　　　学号：　　　　姓名：　　　　主考：　　　　年　　月　　日

项目	内　　容	分值/分	得分/分	备注
评估 (3分)	1. 核对：床号、姓名、住院号	1		
	2. 解释：向患者及其家属解释吸痰的目的、简要过程、配合要点	1		
	3. 评估：患者的病情、生命体征、心理状态、理解合作程度，患者呼吸道分泌物排出情况	1		
准备 (7分)	1. 护士准备：衣帽整洁，修剪指甲，洗手，戴口罩	2		
	2. 环境准备：安静、整洁，光线充足，温度适宜	1		
	3. 患者准备：了解吸痰的目的、操作方法和配合要点	2		
	4. 用物准备： (1) 治疗车上层：免洗手消毒液、电动吸引器、治疗盘、试吸罐、冲洗罐、无菌吸痰管、无菌纱布、泡镊筒、无菌持物钳、无菌手套、压舌板、张口器、舌钳、弯盘、医嘱本。 (2) 治疗车下层：生活垃圾桶、医用垃圾桶	2		
操作步骤 (80分)	1. 核对、解释：携用物至患者床旁，核对患者床号、姓名、住院号（3分）；向患者解释操作的目的和方法（3分）	6		
	2. 检查仪器：接通电源，打开开关（3分），检查吸引器的性能（3分），调节负压（成人的负压为-400~-300 mmHg，儿童的负压为<-300 mmHg）（3分）	9		
	3. 检查患者的口、鼻腔（3分），如有活动义齿应取下	3		
	4. 摆体位：患者头部转向一侧，面向操作者（3分）	3		
	5. 连接、试吸：连接吸痰管（5分），试吸少量生理盐水（5分）（检查吸痰管是否通畅，润滑导管前端）	10		
	6. 插管、吸痰： (1) 洗手（3分），戴手套（5分）； (2) 一手反折吸痰管末端（3分），另一手用无菌血管钳（镊）或手套持吸痰管前端（3分），插入患者口咽部10~15 cm（3分）； (3) 放松导管末端，左右旋转并向上提管，先吸口咽部分泌物（4分），再吸气管内分泌物（4分）	25		
	8. 吸痰管退出时，用生理盐水抽吸，以免分泌物堵塞吸痰导管	5		
	9. 观察：气道是否通畅（3分）；患者的反应，如面色、呼吸、心率、血压等（3分）；吸出痰液的色、质、量（3分）	9		
	10. 安置患者：擦净患者脸部分泌物（3分）；协助患者取舒适卧位，整理床单位（3分）	6		
	11. 整理、记录：清理用物（2分）；洗手，记录（2分）	4		
要求 (10分)	1. 用物备齐，操作方法和步骤正确、操作熟练	2		
	2. 严格执行无菌技术操作，每次吸痰前应更换吸痰管	2		
	3. 吸痰前，检查电动吸引器性能是否良好、连接是否正确	2		
	4. 吸痰动作应轻而稳，防止损伤患者呼吸道黏膜	2		
	5. 操作过程中注意观察、询问患者的反应，关心、保护患者	2		
总分		100